少年儿童成长百科　RENTI QUTAN

人体趣谈

张　哲◎编著

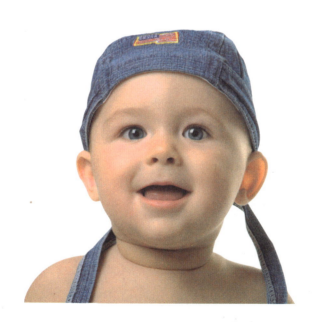

中国出版集团　现代出版社

图书在版编目（CIP）数据

人体趣谈 / 张哲编著. —北京：现代出版社，2013.1
（少年儿童成长百科）
ISBN 978-7-5143-1080-1

Ⅰ. ①人… Ⅱ. ①张… Ⅲ. ①人体—少儿读物 Ⅳ. ①
R32-49

中国版本图书馆 CIP 数据核字（2012）第 293081 号

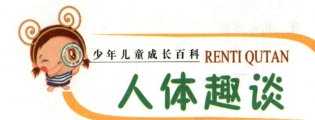

少年儿童成长百科　RENTI QUTAN

人体趣谈

作　　者	张　哲
责任编辑	袁　涛
出版发行	现代出版社
地　　址	北京市安定门外安华里 504 号
邮政编码	100011
电　　话	(010) 64267325
传　　真	(010) 64245264
电子邮箱	xiandai@cnpitc.com.cn
网　　址	www.modernpress.com.cn
印　　刷	汇昌印刷（天津）有限公司
开　　本	700×1000　1/16
印　　张	10
版　　次	2013 年 1 月第 1 版　2021 年 3 月第 3 次印刷
书　　号	ISBN 978-7-5143-1080-1
定　　价	29.80 元

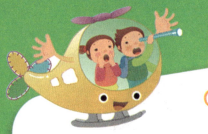

　　从懂事的那天起，孩子们的脑子里就产生了许多疑问与好奇。宇宙有多大？地球是从哪里来的？人是怎么来到这个世界上的？船为什么能在水上行走？海洋里的动物是什么样的？还有没有活着的恐龙？动物们是怎样生活的？植物又怎么吃饭？

　　只靠课本上的知识，已经远远不能满足孩子们对大千世界的好奇心。现在，我们将这套"少年儿童成长百科"丛书奉献给大家，包括《宇宙奇观》《地球家园》《人体趣谈》《交通工具》《海洋精灵》《恐龙家族》《动物乐园》《植物天地》《科学万象》《武器大全》十本。本丛书以殷实有趣的知识和生动活泼的语言，解答了孩子们在日常生活中的种种疑问，引导读者在轻松愉快的阅读中渐渐步入浩瀚的知识海洋。

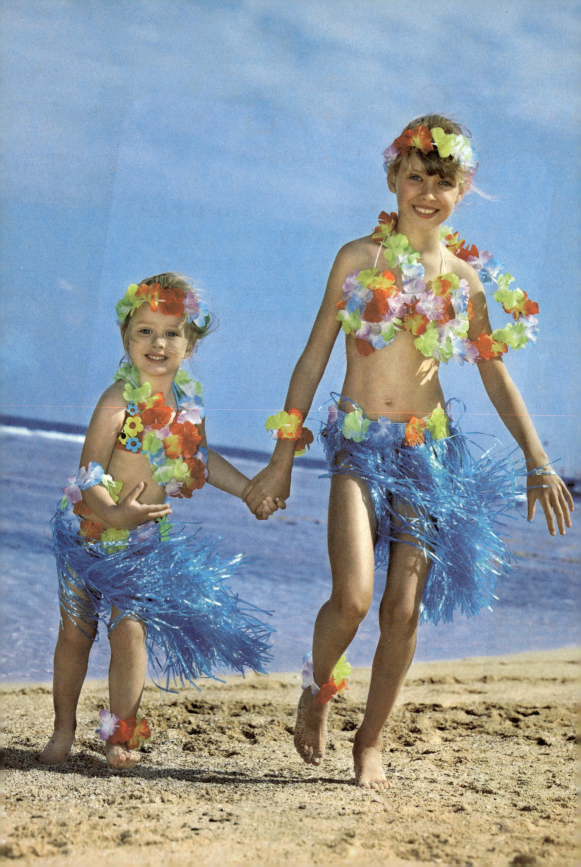

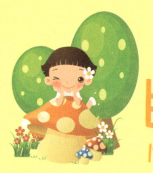

目录
MULU

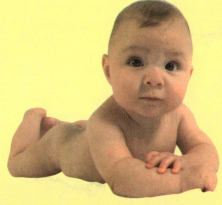

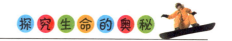

组成生命的细胞

细胞是构成人体的基本单位，相同种类的细胞聚集在一起构成了组织，不同形态的组织为了同一功能而工作就构成了器官，一些器官有序的组合就形成了系统，各种不同功能的系统在一起，就构成了人体。

细胞的寿命

细胞也有生老病死，人体每天都在进行着新旧细胞的更替。某些细胞的寿命伴随人的一生，还有一些细胞需要不断更换与更新。

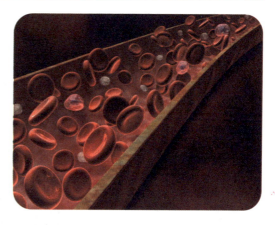
→细胞

人体组织的种类

人体组织包括皮肤、肌肉、血液、神经和骨组织。人体组织是由许多相互合作的细胞构成的。它们可能种类相同，也可能种类各异。细胞之间的小空间里充满了液体，这些液体称为组织液。

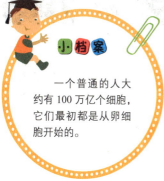

小档案

一个普通的人大约有100万亿个细胞，它们最初都是从卵细胞开始的。

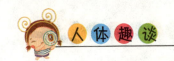
你从哪里来

hé yí gè wánzhěng de shēngmìng tǐ dōu shì yóu dān xì bāo gòuchéng de　　zhè gè
任 何一个完整的生命体都是由单细胞构成的，这个
dān xì bāo yóu shòu jīng chǎnshēng　yí gè lái zì fù qīn tǐ nèi de jīng zǐ hé mǔ
单细胞由受精产生。一个来自父亲体内的精子和母
qīn tǐ nèi de luǎn zǐ jié hé jiù shì shòu jīng le　 jié guǒ xíngchéng yí gè shòu jīng luǎn
亲体内的卵子结合就是受精了，结果形成一个受精卵，
zhè shí yí gè xīn de shēngmìng jiù kāi shǐ yùn yù le
这时一个新的生命就开始孕育了。

亚里士多德的研究

duō niánqián　 xī là xué zhě yà lǐ shì duō dé cuò
2000多年前，希腊学者亚里士多德错
wù dì rèn wèi　　 yīng ér shì yóu mǔ qīn de jīng xuè yǔ fù qīn de
误地认为，婴儿是由母亲的经血与父亲的
jīng yè hùn hé　 bìngjiāng tā men liú cún zài mǔ tǐ zǐ gōng nèi yùn
精液混合，并将它们留存在母体子宫内孕
yù ér chéng de　 tā rèn wéi mǔ qīn zhǐ shì gè yù yīng qì　 fù
育而成的。他认为母亲只是个育婴器，负
zé wèi bǔ　 ér fù qīn zé fù yǔ hái zi shēngmìng lì yǔ jīngshén
责喂哺，而父亲则赋予孩子生命力与精神。

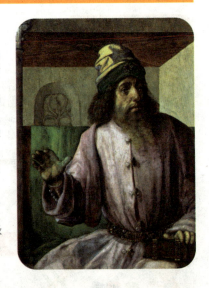

→ 亚里士多德是现代多门学科的鼻祖，也是古希腊哲学家中最
博学的人物。

共同完成

rén lèi shēngmìng de yán xù yī kào zì shēn de shēng zhí xì tǒng　 zhè yī guòchéngyóu fù qīn hé mǔ qīn
人类生命的延续依靠自身的生殖系统，这一过程由父亲和母亲
gòngtóngwánchéng　 shēng zhí qì shì gòuchéng rén tǐ shēng zhí xì tǒng de zhǔ yào qì guān　 nán xìng gāo wánchǎn
共同完成。生殖器是构成人体生殖系统的主要器官，男性睾丸产
shēng de jīng zǐ yǔ nǚ xìng luǎncháo pái chū de luǎn zǐ hù xiāng jié hé hòu　 jiù huì yùn yù chū yí gè xīn de
生的精子与女性卵巢排出的卵子互相结合后，就会孕育出一个新的
shēngmìng
生命。

受精过程

rén tǐ de pēi tāi fā yù kāi shǐ yú shòu jīng luǎn
人体的胚胎发育开始于受精卵。
dāng nán xìng de jīng zǐ yǔ nǚ xìng de luǎn zǐ xiāng yù shí
当男性的精子与女性的卵子相遇时，
yì bān huì fā shēng shòu jīng　　zài shòu jīng guò chéng
一般会发生受精。在受精过程
zhōng　xǔ duō jīng zǐ dōu xiǎng nǔ lì de jìn
中，许多精子都想努力地进
rù luǎn zǐ　dàn zuì zhōng zhǐ yǒu yí gè jīng
入卵子，但最终只有一个精
zǐ jìn rù luǎn zǐ　　yǔ luǎn zǐ jié hé
子进入卵子，与卵子结合，
xíng chéng shòu jīng luǎn
形成受精卵。

→ 婴儿

小档案

卵子在受精后的2
周内称受精卵；受精后
的第 3 ~ 8 周称为胚
胎。

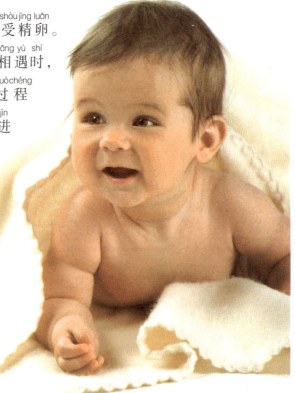

在母体中发育

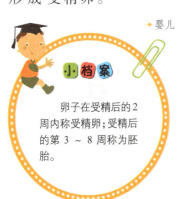

▲ 婴儿在母体中发育

rú guǒ luǎn zǐ shòu jīng　它的外膜
如果卵子受精，它的外膜
jiù huì péng zhàng chéng yì céng jiāo zhuàng píng zhàng
就会膨胀成一层胶状屏障
lái zǔ zhǐ qí tā jīng zǐ jìn rù　zhè shí shòu
来阻止其他精子进入，这时受
jīng luǎn huì lái dào zǐ gōng　bìng bú duàn fēn liè
精卵会来到子宫，并不断分裂
chéng wèi pēi tāi　pēi tāi jiāng zài mǔ tǐ nèi
成为胚胎。胚胎将在母体内
dù guò　gè yuè　zhí zhì fā yù chéng shú bìng
度过9个月，直至发育成熟并
jiàng shēng
降生。

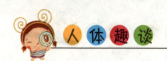

胎儿的发育

胎儿在出生前，将会在母亲温暖又黑暗的子宫内度过生命的第一个阶段。在漫长的9个月里，胎儿会通过脐带从母体的胎盘内吸收养分，直到各部分的器官发育成熟，并自发脱离母体。

从胚胎到胎儿

正在成长的胎儿称为胚胎。刚形成的胚胎只有一粒豌豆那么大，脑子刚刚出现，四肢只有一点小突起。从胚胎到胎儿大约要5周的时间，这时期胎儿的心脏开始跳动，眼睛、手臂和腿逐渐形成。

小档案

妊娠期是指从卵细胞受精到胎儿出生之间的一段时间，约为280天。

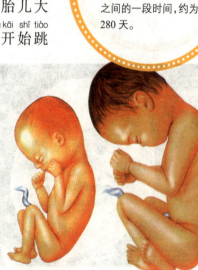

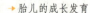
→ 胎儿的成长发育

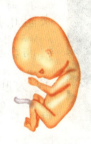

🔺第1个月　🔺第2个月　　🔺第4个月　　🔺第6个月　　　🔺第9个月

🖐️ 羊水

羊水是用来保护胎儿不受外界冲击的缓冲物质。羊水中含有 50% 的蛋白质及其衍生物，还含有少量间接胆红素。胎儿通过吞咽，将羊水中的营养物质吸收到血液中，最终以尿液形式排出。

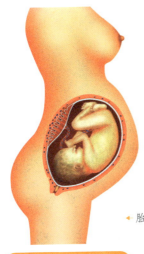

◀ 胎儿在母体中的胎位

🖐️ 胎盘和脐带

胎盘就是胚胎生命的供给系统，胎儿通过脐带从母亲的血液里摄取营养和氧气，又把自己体内产生的二氧化碳和废物由脐带运送到胎盘，最后由母体排出体外。

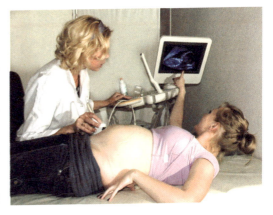

▲ B超

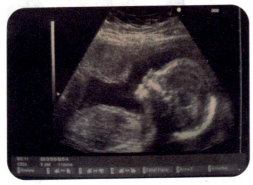

▲ B超检测出的胎儿图像

🖐️ 心脏跳动

在胚胎发育大约 5 周以后，胚胎的心脏就开始跳动，这个时候它的心跳速度是我们常人的两倍多，不过随着心脏的成长，心跳的速度也会慢慢地降下来。

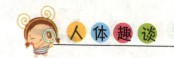
宝宝出生

胎儿临近出生时，母亲的子宫不断地剧烈收缩，使子宫颈扩大，将胎儿慢慢往外挤；先是胎儿的头部从产道出来，接着是身体其余部分。随着一声嘹亮的啼哭，婴儿的肺部便第一次吸入了空气，开始自主呼吸。

准备降生

母亲怀孕第36~40周，胎儿就要脱离母体降生了。通常在怀孕第7个月以后，胎儿的身体会在子宫内倒转，脑袋朝下并慢慢下降到母亲的产道里。

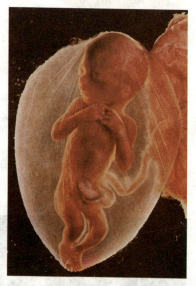

→ 这是生长在子宫内部18周大的胎儿。这张照片是瑞典著名的人类学摄影家伦纳德·尼尔森拍摄的。这是人类第一次用可视的真实影像，来揭示生命的奥秘。

分娩过程

分娩就是胎儿从母体产出的过程。分娩分3个阶段：第一阶段，又叫破水，子宫开始收缩，包裹着胎儿的羊膜破裂，羊水流出；第二阶段，胎儿通过产道娩出，脐带在胎儿出生后被剪断；第三阶段，胎盘脱落，从产道娩出。

双胞胎

双胞胎有同卵双胞胎和异卵双胞胎。同卵双胞胎来自同一个受精卵，它们具有相同的性别和基因，并且共同使用一个胎盘和羊膜。异卵双胞胎分别有自己的保护膜以及供应养分的胎盘。

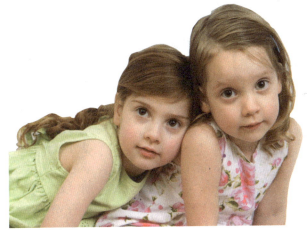
↑ 双胞胎

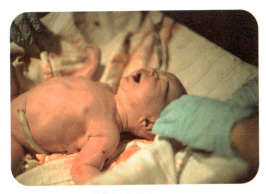
↑ 初生的婴儿

小档案

婴儿的脐带呈蓝白色，脐带剪掉以后，会留下2～5厘米，3星期左右就会自己脱落，留下肚脐。

第一声啼哭

一个新生命的诞生，常会伴着婴儿的哭声，这是因为婴儿的声带是挡在气管前面的，当他（她）离开母体来到世上第一次呼吸的时候，气流就会冲击声带，发出声音。

剖宫产

剖宫产是以手术的方式，切开孕妇的腹部和子宫壁，取出胎儿。现在剖宫产已经很安全，只会在孕妇腹部留下一道小疤痕。不过，剖宫产手术大多在紧急情况下才施行。

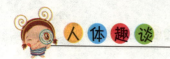
婴儿期

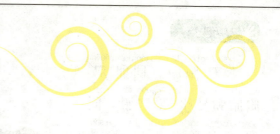

婴儿期又称乳儿期,是胎儿离开母体进行自主代谢的最初阶段。在这个阶段,孩子生长发育特别迅速,是人一生中生长发育最旺盛的阶段。在这一年中,他(她)已经会咿呀学语,有的甚至会站立和走路了。

新生儿的大脑

新生儿的头占身体总长度的1/4。科学研究显示,3岁之前是人的大脑发育的重要时期。1岁时婴儿脑重就已经接近成人脑重的60%;两岁时约为出生时的3倍,约占成人脑重的75%。

身长和体重

婴儿的身长在出生时约为50厘米,一般每月增长3~3.5厘米,到4个月时已增长了10~12厘米,1岁时身长可达出生时的1.5倍左右。1岁时,婴儿的体重可以达到出生时的3倍,约为10千克。

▲ 婴儿

快速成长

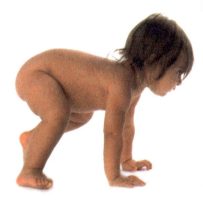

爬来爬去的婴儿

gāng chū shēng de yīng ér shuì mián de shí jiān měi tiān kě
刚出生的婴儿睡眠的时间每天可
dá xiǎo shí yǐ shàng zhǐ yǒu dāng tā tā dù zǐ
达 18 小时以上，只有当他（她）肚子
è huò zhě bù shū fu shí cái huì tí kū liǎng gè yuè hòu
饿或者不舒服时才会啼哭。两个月后，
tā tā huì tái tóu huì xiào yǎn zhū néng suí wù tǐ
他（她）会抬头，会笑，眼珠能随物体
zhuǎn dòng cháng dào gè yuè hòu tā tā yǐ jīng
转动。长到 8 个月后，他（她）已经
xué huì le fān shēn néng zài chuáng shang pá lái pá qù
学会了翻身，能在床 上爬来爬去。

啼哭

tí kū shì yīng ér de běn néng yīng ér tōng guò tí kū xiàng
啼哭是婴儿的本能，婴儿通过啼哭向
mǔ qīn chuán dá zì jǐ jī è xīng fèn yàn juàn huò bú shì děng
母亲传达自己饥饿、兴奋、厌倦或不适等
gǎn shòu dāng bèi mǔ qīn qīng qīng pāi dǎ yōng bào hé fǔ mō shí
感受。当被母亲轻轻拍打、拥抱和抚摸时，
yīng ér huì fēi cháng guāi zài yǔ mǔ qīn de jiāo liú zhōng
婴儿会非常乖。在与母亲的"交流"中，
yīng ér néng hěn kuài xué huì rèn shí tā tā zhōu wéi
婴儿能很快学会认识他（她）周围
de xiào liǎn hé shēng yīn
的笑脸和声音。

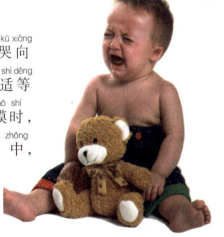

啼哭的婴儿

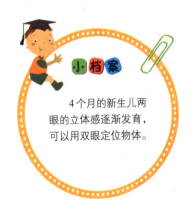

小档案

4个月的新生儿两眼的立体感逐渐发育，可以用双眼定位物体。

视力

xīn shēng ér yì shēng xià lái huò jǐ tiān hòu biàn néng zhēng kāi
新生儿一生下来或几天后，便能睁开
shuāng yǎn jiē shòu guāng xiàn dàn tā tā de shì lì fēi
双 眼，接受光线，但他（她）的视力非
cháng dī zhǐ néng kàn dào shì lì biǎo shang zuì dà de nà gè
常低，只能看到视力表上最大的那个"E"。
zhōu shí tā tā kāi shǐ néng gòu níng shì wù tǐ bìng
6~8 周时，他（她）开始能够凝视物体，并
suí zhe wù tǐ de yí dòng ér zhuǎn yí shì xiàn
随着物体的移动而转移视线。

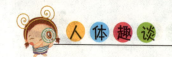
美好的童年

由于手的动作的发展，幼儿的活动范围扩大了。他们对周围事物产生了强烈的兴趣，好奇、好动又好问，喜欢模仿成人的举动，且有强烈的自我意识，喜欢独自活动或找人作伴。

✋ 自我评价

在整个儿童期，儿童的评价能力都不是很高，特别是自我评价的能力，一般都落后于评价别人的能力。往往是评价别人时讲得头头是道，比较清楚，而自我评价时则较模糊。

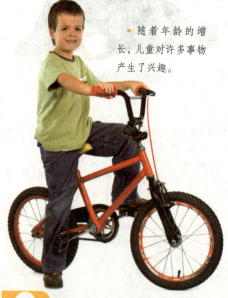

➡️ 随着年龄的增长，儿童对许多事物产生了兴趣。

✋ 身体变化

3～6岁的学龄前儿童生长发育较快，语言动作能力增强，身体正在建造骨骼、牙齿、肌肉和血液。7～12岁的学龄期儿童处于迅速生长发育的阶段。这一时期，除生殖系统外，其他各系统器官的发育已接近成人。

🖐 骨骼

学龄前（3～6岁）儿童的骨骼硬度较小，但弹性大，可塑性强，因此一些舞蹈、体操、武术等项目的训练从这个阶段就开始了。也正因如此，如果儿童长期姿势不正确或受到外伤，就会引起骨骼变形或骨折。

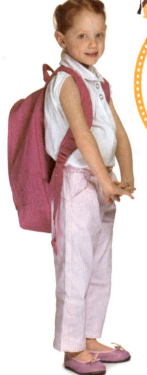

小档案

3～4岁的孩子能集中注意10～15分钟,7～10岁25～30分钟,10～12岁约35分钟。

▲ 体操运动

▲ 儿童期智能发展较快。

🖐 智能

这一时期，儿童体力活动增多，新陈代谢旺盛。脑的形态结构发育基本完成，智能发展较快，能较好地进行综合分析，有一定的自主控制能力，能有目的、有针对性地去观察事物。研究表明，儿童集中注意力的能力越强，智力发育水平就越高。

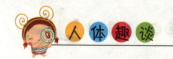
青涩的青春期

青春期是人一生之中最美好的时期，这期间，不论男孩或是女孩，其体格、性征、内分泌及心理等方面都发生巨大而奇妙的变化。一般来说，女孩11岁进入青春发育期，而男孩在13岁进入青春发育期。

身体变化

青春期时，男孩和女孩的身体开始发生很大的变化。这种变化的信号是由一个腺体传递给大脑的，大脑再把这个信号发向性腺（女性是卵巢，男性是睾丸），性腺便开始产生性激素以促进发育。

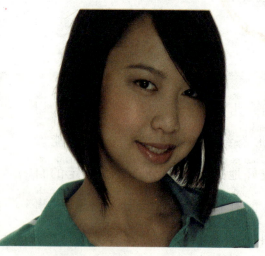

↑ 青春期的女孩子开始在很多方面发生变化。

女孩的青春期

乳房开始发育，皮下脂肪较多，嗓音变尖，骨盆变宽，小腹部下开始长出阴毛，这些是女性进入青春期的外表特征。同时，女孩的卵巢开始发育，11~15岁出现第一次月经。月经大约是以一个月为周期的，每个月卵巢排一次卵。

初潮

初潮是女孩青春期开始的一个重要标志，指第一次来月经。从青春期开始，女性卵巢开始周期性地排卵和产生性激素，如果卵子没有受精，子宫内膜组织就会坏死脱落，血管破裂出血，并由阴道排出。

◀ 充满自信的女孩

男孩的青春期

除身高、体重猛增外，喉结开始突出，嗓音变粗，长出胡子，肩宽、骨盆窄，身体变得更为结实，皮肤变得粗糙起来，脸部可能会出现痤疮。男性的生殖腺（或称睾丸）变大并产生出精子，长出腋毛和阴毛，并出现遗精现象。

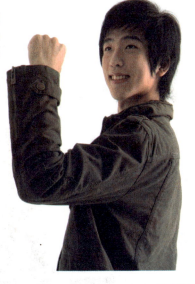

→ 充满活力的男孩

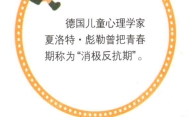

小档案

德国儿童心理学家夏洛特·彪勒曾把青春期称为"消极反抗期"。

遗精

遗精的出现是男孩步入青春期的标志。通常在12~18岁之间出现遗精现象，大多发生在夏季，并且多是在睡梦中不知不觉发生的，因此又被称为梦遗。

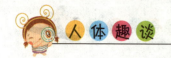

成熟的中年

在人的一生中，生活结构体系变化最复杂的是中年时期。这一时期，人们肩负着重要的家庭、社会责任，身体方面和青春期相比开始慢慢走下坡路，生理与心理上却更加成熟、稳定。

身体变化

中年时期，人的冲劲、精力、体能都不如以前，容易感到疲劳。中枢神经系统开始缓慢衰退，反应慢，记忆力减退。开始发胖，头顶头发脱落，过去很少出现的健康方面的小毛病也开始频频光顾。

小档案

女性更年期平均时间大约为 1 年，最短 6 个月，长则达 4～5 年。

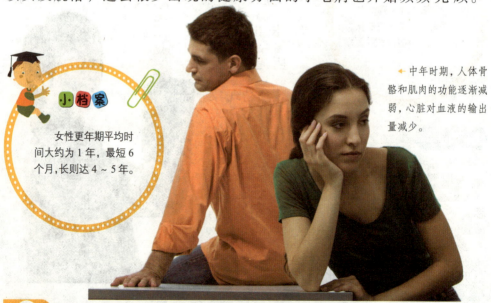

← 中年时期，人体骨骼和肌肉的功能逐渐减弱，心脏对血液的输出量减少。

🖐 更年期

更年期是妇女从生育期逐渐进入老年期的过渡阶段，也是人体衰老进程中的一个重要而且生理变化特别明显的阶段。女性更年期大多在 45～55 岁之间，最突出的表现是雌激素分泌减少，卵巢功能下降、绝经，并伴随有心悸、失眠、乏力、情绪不稳定、易激动等现象。

◄ 中年人

🖐 意志坚强

与成年期相比，中年期人的意志更加坚强，善于控制自己的情感。他们能够克服社会、工作、事业和家庭带来的各种困难，表现出很强的耐力和刻苦精神。

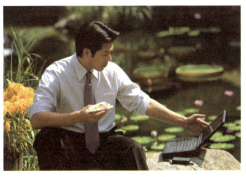

▲ 中年期在生理、心理和社会适应能力各方面都趋向稳定，也比较成熟。

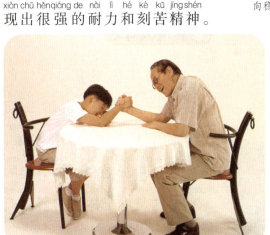

🖐 男性更年期

男性更年期一般在 55～65 岁之间。男性的雄性激素和精子产生数量大为减少，并有易疲劳、烦躁、抑郁等现象出现。

◄ 男性更年期改善症状首先要加强体育锻炼、保持平和乐观的情绪、养成良好的生活习惯。

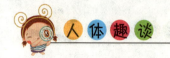
走向老年

老年期是人生过程的最后阶段，出现听力减弱、视力下降、记忆力减退等衰老现象。衰老与一般健康水平有关，多数人的衰老变化在40岁左右逐渐发展，60岁以后，身体衰老开始显著。

衰老明显

老年期特点是身体各器官组织出现明显的退行性改变，心理方面也发生相应改变，衰老现象逐渐明显。一般60岁或65岁以后为老年期，其中80岁以后属高龄，90岁以后为长寿期。

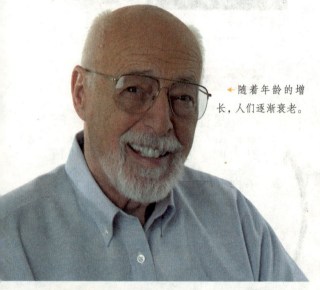

← 随着年龄的增长，人们逐渐衰老。

逐渐衰老

衰老又称老化。人体的衰老是一种随着年龄增长而发生的不可逆转的退化现象，可分为自然衰老和疾病引起的衰老，这是由于体内的新陈代谢减缓造成的。

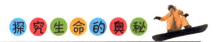
从双脚并拢看衰老

yì bān rén cóng suì kāi shǐ jiù néng bǎ shuāng jiǎo zhěng qí
一般人从6岁开始，就能把双脚整齐

dì bìnglǒng zhí lì dàn guò le suì hòu biàn jiàn jiàn bìng bù lǒng
地并拢直立，但过了30岁后便渐渐并不拢

le zhè gè xiànxiàng yǔ rén de shuāi lǎo guòchéng shì wánquán yí zhì
了。这个现象与人的衰老过程是完全一致

de yīn cǐ kě yǐ rèn wéi dāngshuāngjiǎo wú fǎ bìnglǒng shí
的，因此可以认为，当双脚无法并拢时，

jiù kāi shǐ shuāi lǎo zǒu xià pō lù le
就开始衰老，走下坡路了。

➤ 老年人往往行动缓慢，不利索，所以很需要儿女们的照顾。现在世界各地都提倡善待老人，中、日、韩等东亚国家传统上要求晚辈侍奉长辈，称为孝道。

智能不减

suī rán lǎo nián rén jī tǐ jié gòugōngnéng qū xiàngshuāi tuì dàn zài
虽然老年人机体结构功能趋向衰退，但在

zhì lì fāngmiàn yì bān bìng bù jiǎn tuì tè bié shì zài shú xī de zhuān yè huò
智力方面一般并不减退，特别是在熟悉的专业或

shì wù fāngmiàn zhì nénghuódòng bú dàn bù jiǎn tuì hái yǒu suǒ zēng jiā
事务方面，智能活动不但不减退还有所增加。

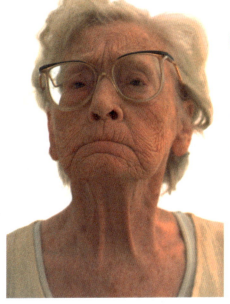

头发花白

suí zhe nián líng de zēngzhǎng rén tǐ nèi chǎnshēng
随着年龄的增长，人体内产生

de hēi sè sù yuè lái
的黑色素越来

yuèshǎo suǒ yǐ lǎo
越少，所以老

nián rén de tóu fa dà
年人的头发大

duō shì mǎn tóu bái fà
多是满头白发

huò zhě huī fà
或者灰发。

小档案

人到了70岁以上，身高就要比20岁时矮5～7厘米。

➤ 满头白发的老人

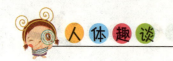
人的一生

人的本质属性是物质，但纯粹的物质并不能构成生命，物质和精神的结合才是构筑生命体的基本条件。从新生的婴儿开始，每个人都要经历幼年、成年、中年、老年的生理变化。

生命的过程

人出生后，就开始了成长。在人的一生中，外貌、体形、反应速度、运动节奏都会随年龄的增长而变化，并经过这样几个过程：婴儿、幼儿、儿童、少年、青年、成年、中年和老年。

生长和发育

一个幼小生命的降生，就开始了慢慢的成长，到最后发育成熟，完成了生长的任务。在这个过程中，人也从无意识的状态逐步发展成有意识的状态，认识到了更多的事物。因此，学习知识大都在生长发育期。

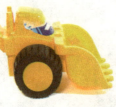

◄ 小孩的学习能力很强。

寿命

人只能在有限的时间内生存，这段时间就称为寿命。平均起来，人类能活75~85岁，这是人类的自然寿命。但是，由于疾病等因素的影响，很多人会早于这个年龄死亡。

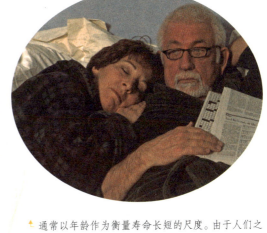

▲ 通常以年龄作为衡量寿命长短的尺度。由于人们之间的寿命有差别，在比较人类寿命时，会采用平均寿命。

女性寿命较长

女人一生可吃掉25吨食物，喝掉3.7万升液体。男人一生可吃掉22吨食物，喝掉3.3万升液体。女人一生吃得比男人要多些，是因为女人的平均寿命比男人要长。

▲ 女性的寿命比男性长。

死亡

死亡是自然生命的终结，是物质能量的转化。每个人都是遵循着从生到死的历程，这就是生命的本然，谁都无法抗拒自然的规律。死亡一般有自然死亡、疾病死亡和意外死亡。

小档案

流泪有益健康，女性的平均寿命比男性约长7岁，有一个重要的原因是女性哭的次数比男性多。

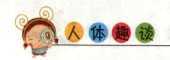
奇妙的人体

人体是一台精密的仪器，它可以随时调集全身的各种细胞和器官发动战争、进行防卫、清理垃圾、维护信息通畅、修复受损组织。人体每时每刻都在创造着奇迹，连最精巧的机器人也不能与之相比。

饥饿的大脑

每秒钟有10万次化学反应在人脑中发生，这需要巨大的能量。事实上，紧张思考和肌肉运动所消耗的热量几乎相当，这就是为什么深思会使我们感到精疲力竭，像走了长路一样。

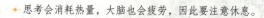

➤ 思考会消耗热量，大脑也会疲劳，因此要注意休息。

人体细胞

人体由大约100万亿个细胞构成，而在一生中却大约有10 000万亿次细胞分裂。一个人如果能活100岁，那么他平均每天都有3 000亿个细胞在分裂，平均每秒钟有300万个细胞在分裂。

神奇的眼泪

眼泪是一种神奇的东西。你知道吗？你每眨一次眼，眼泪就给你冲洗了一次与细菌搏斗的战场。愤怒的泪与悲伤的泪不同，它含有更高的蛋白质，但它们都含有催乳激素。

→ 人在伤心难过或者过于激动高兴时就会流泪。

聪明的鼻子

鼻黏液是人体的第一道防线，它日复一日顽强抵抗着成千上万不断试图入侵人体的细菌。花粉微粒进入鼻黏液后，所生成的化学物质会引起过敏，导致打喷嚏。

 运动后会出汗

小档案

如果出汗的方式、汗液的量和气味发生改变，就可能是某些疾病的前兆，应引起重视。

时刻都在出汗

我们的肌肉伸缩时产生的能量，1/4是有用的，剩余的3/4则转化成热量。表面看来，人只有在剧烈活动时及在高温条件下才出汗，其实不然，人始终处于出汗状态，每天要出0.5升以上的汗。

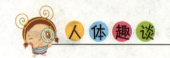

性别区分

男孩和女孩的性别是由谁决定的？在古时候，人们都认为男女的性别是由母亲决定的。但现代科学技术发达之后，我们最终明白，性别原来是由父亲决定的。

谁决定性别

在世界各地的医院里，医生和护士每天都要迎接无数小生命的到来，他们中有男孩也有女孩，那么，是什么决定了他们的性别呢？秘密就存在于人体遗传物质中，这种物质叫染色体。

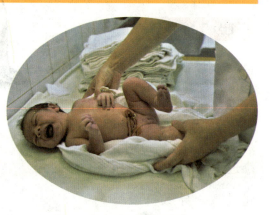

▲ 婴儿

父亲决定性别

人体中性染色体有两条，男性的分别是 X 型和 Y 型；女性的两条都是 X 型。因为 Y 染色体是男性特有的，因此，生男或生女完全是由父亲决定的。

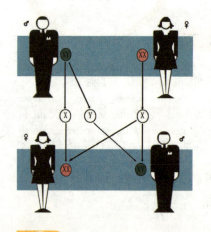

← 性染色体是决定个体性别的染色体，人类和哺乳动物性染色体以 X 和 Y 标示。

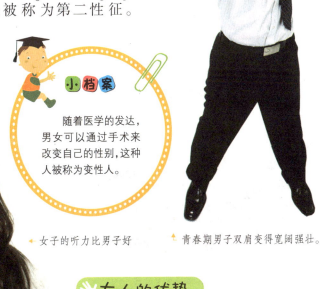

男女之别

在青春期，人体内由于性激素的活跃，使男女在外形上表现出不同的特征。例如男子双肩变得宽阔强壮，开始长胡子，喉结明显突出，声音变得低沉等；女子的变化是乳房渐渐隆起，臀部和腹部脂肪堆积起来。男女之间的这种不同之处被称为第二性征。

小档案

随着医学的发达，男女可以通过手术来改变自己的性别，这种人被称为变性人。

女子的听力比男子好

青春期男子双肩变得宽阔强壮。

女人的优势

男子的听力和夜晚的视力都不如女子好，而且患消化道溃疡、心血管疾病和各类遗传病的人数，男子大大超过女子。除此之外，女子的挨饿本领和承受精神压力的能力也要比男子强。

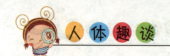
身体的温度

人 是一种恒温动物，人体的温度始终保持着36℃～37℃的恒定温度，如果人的体温低于或高于这个特定的温度，就会生病。

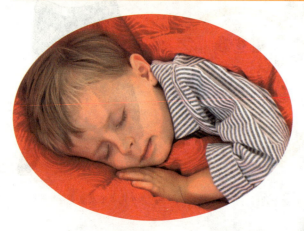

↑ 人的体温昼夜有差别。

体温的昼夜性

人类体温具有昼夜周期性。一天当中的体温，清晨2-6时最低，黎明后开始上升，整个白天维持在较高的水平上，下午6时达到一日的高峰。

性别和体温

女子的平均体温高于男子约0.3℃。除性别差异外，成年女子体温水平还会随着月经周期发生波动。

→ 女子的平均体温比男子高。

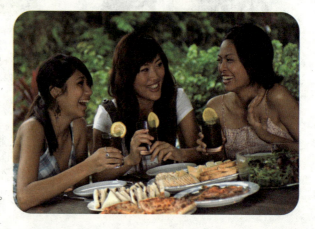

年龄和体温

新生婴儿和幼儿的体温调节机构尚未发育完善，应加强护理保温。出生后数月随着神经系统的健全和活动与休息规律的建立，逐渐形成体温的昼夜节律。老年人代谢活动减弱，体温较青壮年为低，不能耐受外界环境激烈变化的刺激，也要及时注意保温和散热。

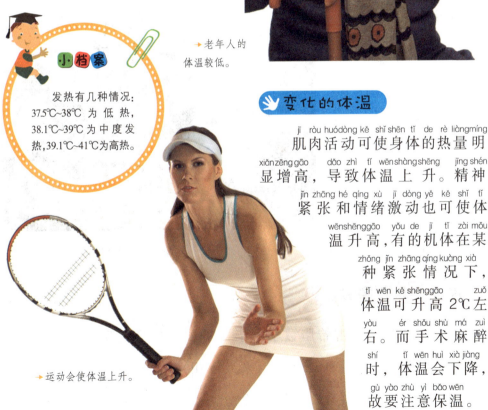

→老年人的体温较低。

小档案

发热有几种情况：37.5℃~38℃ 为低热，38.1℃~39℃为中度发热，39.1℃~41℃为高热。

变化的体温

肌肉活动可使身体的热量明显增高，导致体温上升。精神紧张和情绪激动也可使体温升高，有的机体在某种紧张情况下，体温可升高2℃左右。而手术麻醉时，体温会下降，故要注意保温。

→运动会使体温上升。

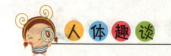
身体比例

成年人的身体有一定的比例关系，研究这种比例关系，能简化人体测量的复杂过程。我们只要量出身高，就可推算出其他的身体尺寸，但不同的人种也具有不同的人体比例。

种族差异

不同的国家，不同的种族，因地理环境、生活习惯、遗传特质的不同，身体比例的差异十分明显。例如，东南亚人的平均身高就要比欧洲人低大约20厘米。

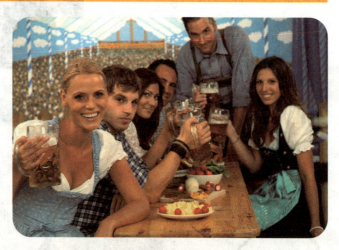

不同人种也具有不同的人体比例。

人体上的黄金分割

黄金分割律是古希腊数学家毕达哥拉斯最早发现的，即较短部分与较长部分之比为0.618∶1。后来人们用黄金分割律来说明人体的比例关系，把肚脐作为人体的黄金分割点。

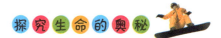

黄金段

如果人体总高度为1.618米，按黄
金分割的比例计算，其上半身（脐上）
为0.618米，下半身（脐下）为1米，这
便是最标准的人体美感比例。

→维纳斯的身体比例
就遵照了黄金分割律，这
个精美的雕塑表现了女性
的人体美。

↑黄金分割与人的关系相当
密切，它最能引起人的美感。人
类最熟悉自己，势必将人体美
作为最高的审美标准。

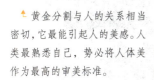

小·档案

人体的形体构造
和布局，在外部形态上
都是左右对称的。

标准的人体比例

达·芬奇在绘画实践中提出：标准人
体的比例为：头是身高的1/8，肩宽是身高
的1/4，平伸两臂的宽度等于身长，两腋的
宽度与臀部宽度相等，乳房与肩胛下角在
同一水平线上，大腿正面宽度等于脸的
宽度，跪下的高度则减少1/4。

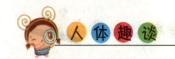
先天反应

打 喷嚏、打哈欠和伸懒腰等行为是人们日常行为中一种无意识的本能反应，那么，这些反应是怎样产生的？对人体又有什么样的影响呢？

打喷嚏

据专家测定，一个喷嚏中有将近200万滴极细微的飞沫，携带着几万个细菌。所以对打喷嚏的人自身来说，将大量有害细菌和尘埃废物"驱逐出境"，对健康显然是有好处的。

→ 人在打喷嚏时，以很快的速度在空气中传播。除非打喷嚏的人用纸巾或手帕捂着嘴，否则唾液中所含的细菌和病毒可以在2秒之内附着到扶手、座位等会不停被人抓摸和触碰的地方。

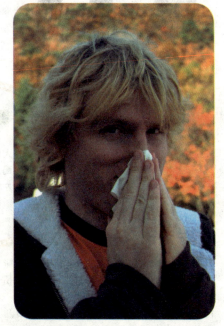

伸懒腰

在公共场所伸懒腰，表面看来，的确有失斯文。实际上，这却是一种伸展腰部、活动筋骨、放松脊柱的自我锻炼方法。而且可以减轻人体的胸腔器官对心、肺挤压，利于心脏的充分运动，使更多的氧气能供给各个组织器官。

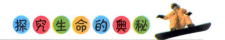

打哈欠

打哈欠时，人的躯干和四肢在做伸展运动，使心跳加快，血液输出量大，大脑能得到更多的血液供应。哈欠的深呼吸促进了气体代谢，吸进了大量氧气，也使关节和肌肉得以放松。

打哈欠会"传染"

疲倦时，人们常常会情不自禁地张开嘴，打起哈欠。有趣的是，哈欠居然有"传染性"。例如，大家在一起开会，只要有一个人带头打哈欠，过不了多久，其他人也会接二连三地打起哈欠来。

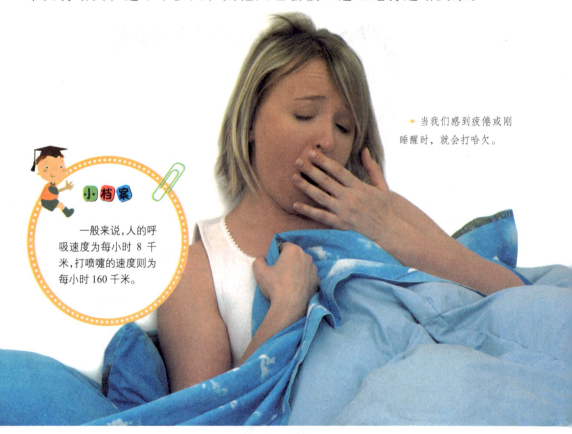

◄ 当我们感到疲倦或刚睡醒时，就会打哈欠。

小档案

一般来说，人的呼吸速度为每小时 8 千米，打喷嚏的速度则为每小时 160 千米。

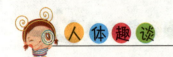
长短不一的寿命

人从出生开始，经过发育、成长、成熟、老化，到最后死亡前生命存在的时间，就叫做寿命。寿命有长有短，不同地方不同环境下的人寿命长短不一，就是同一环境下的人，也会因个体差异而有着不同的寿命。

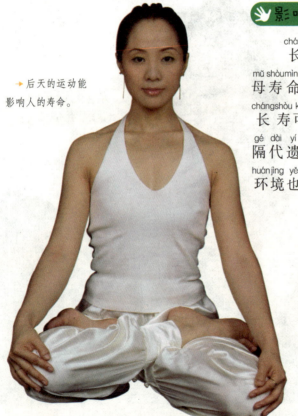

→后天的运动能影响人的寿命。

影响寿命的因素

长寿可以遗传，一般来说父母寿命高的，子女寿命也会长。长寿可以多代连续遗传，也可以隔代遗传。后天的饮食、运动和环境也会影响到寿命的长短。

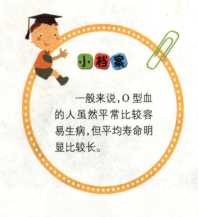

小档案

一般来说，O型血的人虽然平常比较容易生病，但平均寿命明显比较长。

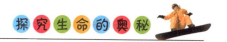
寿命最短的国家

从 2003 年开始，世界卫生组织在参与调查的 192 个国家和地区中，发现安道尔和澳大利亚等 13 国的人口平均寿命超过 80 岁。但来自非洲的 26 个国家和亚洲的阿富汗人口平均寿命不足 50 岁，最短的国家是非洲的斯威士兰，只有 35 岁。

世界第一长寿国

世界卫生组织发表的 2006 年《世界卫生报告》显示，日本人平均寿命为 82 岁，保持着世界第一长寿国的地位。报告说，日本女性平均寿命与摩纳哥女性平均寿命相同，均为 85 岁，并列世界第一；日本、瑞士、瑞典等国的男性平均寿命均为 78 岁，并列世界第一。

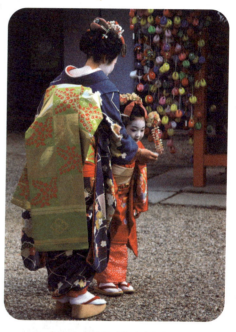

↑ 日本女性的平均寿命较高。

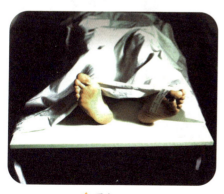

↑ 死亡

生命的终结

传统观念把人的心跳、呼吸永久性停止作为死亡的标志。而目前公认的医学观念则以脑干死亡作为脑死亡的标准，一旦出现脑死亡现象，就意味着一个人的死亡。

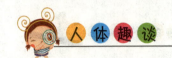
千变万化的表情

高兴时，我们可以放声大笑；伤心时，我们也可以痛哭流涕。在不同的情绪下，我们的脸能表现出不同的动作，这些动作体现了我们内心的情感，因此被称作表情。

表情肌肉

我们的面部有40多块肌肉，这些肌肉能让我们做出各种面部动作，比如吐舌头、转动眼睛、动一动嘴唇和拉一拉自己的脸等，同时这些肌肉所做出的动作还能够表达我们内心的情感，我们称它们为表情肌。

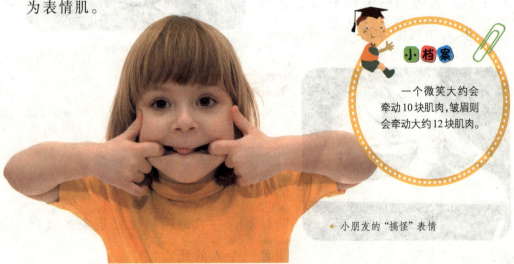

小档案

一个微笑大约会牵动10块肌肉，皱眉则会牵动大约12块肌肉。

◄ 小朋友的"搞怪"表情

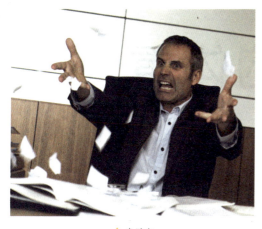
↑ 发脾气

人的基本表情

表情是人类无声的语言。如果把聋哑人除外，在人类表达的全部感情里，文字言辞占7%，声音占38%，而表情语言则占55%之多。正常人的脸部有6种基本表情：厌恶、愤怒、害怕、高兴、悲伤和惊奇。

表情语言

有些时候，当我们想要向同伴表达自己的感情或想法时，可以用一个表情来代替语言，比如向他挤挤眼或撇撇嘴，这就叫做表情语言。

眉飞色舞

人的眉毛能表达丰富的情感，当你遇到忧愁或烦恼时，就会直皱眉头；当你非常得意和兴奋时，眉毛就会上扬，因此有"眉飞色舞"的说法。

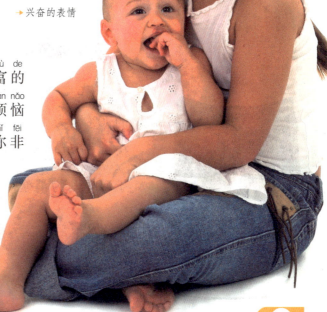
→ 兴奋的表情

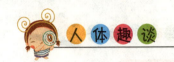
轻重不同的体重

体重就是每个人身体的重量，它是衡量一个人健康状况的重要标志之一。体重过轻或者过重都不利于我们的健康，那么怎样的体重才是健康的呢？

标准体重

一般认为，女性的标准体重是身高（厘米）减去110得出的数值（千克）；而男性的标准体重则是身高（厘米）减去105所得出的数值（千克）。

← 肥胖

胖瘦之分

无论男性或女性，体重超过标准体重的10%则为偏重，超过20%就是肥胖；同样，体重如果低于标准体重的10%则为偏瘦，低于20%则为消瘦。

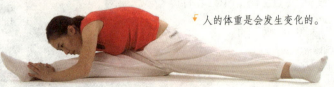

人的体重是会发生变化的。

体重对寿命的影响

měi guó lǎo nián xué jiā sī dé liè sī jiào shòu yán jiū fā
美国老年学家思德列斯教授研究发
xiàn měi guó jiā lì fú ní yà zhōu suì de lǎo rén zhōng
现，美国加利福尼亚州 70 岁的老人中，
chāo guò biāo zhǔn tǐ zhòng zhě sǐ wáng lǜ zuì
超过标准体重 10%～20% 者死亡率最
dī dāng tǐ zhòng guò dī huò guò gāo yú shí cái róng
低。当体重过低或过高于 30% 时，才容
yì dǎo zhì jí bìng fā shēng yǐng xiǎng shòu mìng
易导致疾病发生，影响寿命。

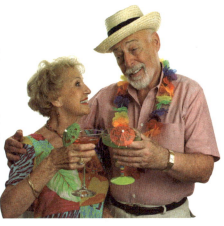

体重能影响寿命

如何保持健康的体重

yào bǎo chí jiàn kāng de tǐ zhòng jiù yào zhù yì wǒ men de
要保持健康的体重就要注意我们的
yǐn shí shǒu xiān yǐn shí yí dìng yào yǒu guī lǜ qí cì yào
饮食，首先饮食一定要有规律，其次要
yíng yǎng dā pèi jūn héng bù néng bào yǐn bào shí yě bù néng
营养搭配均衡，不能暴饮暴食，也不能
tiāo shí chú yǐn shí guī lǜ zhī wài wǒ men hái yào jiā qiáng
挑食。除饮食规律之外，我们还要加强
duàn liàn shēn tǐ bǎo chí jiàn měi de tǐ xíng
锻炼身体，保持健美的体型。

小档案

墨西哥有一位机械师名叫曼努埃尔·乌里韦，他的体重曾高达 560 千克，是世界上最胖的人。

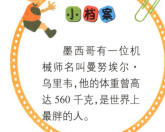

加强体育锻炼能保护身体的健康。

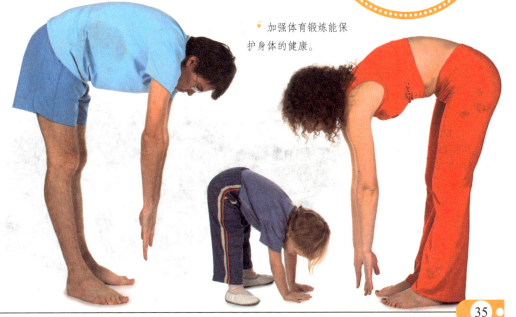

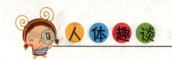
不可捉摸的感情

简单来说，感情就是感知外界事物所产生的一种心情。人类的感情多种多样，基本感情有喜欢、憎恶、恐惧和惊奇等几种，不同的感情我们会有不同的表达方式。

喜欢

喜欢是一种最基本的人类感情，它是我们对外界事物所产生的一种好感。当我们看到喜欢的东西，就会产生一种愉悦的心情，拿在手里舍不得放下，这就叫做爱不释手。有的人喜欢某些东西则会暗暗地鼓励自己，并产生获得这种东西的欲望。

小档案

我们经常会说，心里感到高兴，但人类所有的感情和情绪并不是源于心，而是源于大脑。

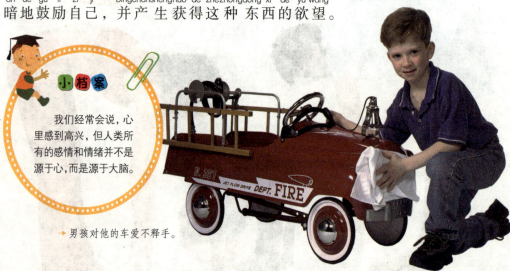

→男孩对他的车爱不释手。

憎恶

我们对某些事物会表现出讨厌、排斥的心情，这就是憎恶的感情。憎恶表现为看到讨厌的事物就会拒绝，比如憎恶某种食物，我们就会把它挑出来；憎恶某个人，我们就会不愿意和他说话。憎恶是一种消极的感情，不利于健康。

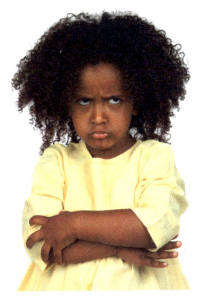

➤ 憎恶的感情

恐惧

当我们害怕某种外界事物时，就会产生恐惧的心情。恐惧会使我们觉得不安和紧张，而且会心跳加快。

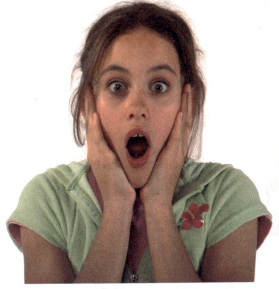

⬆ 惊奇的表情

惊奇

惊奇是一种既兴奋又奇怪的心情，兴奋是受到视觉或听觉等其他感觉的刺激，奇怪是大脑接收到感官传递的信息后所给出的一种反应。通常当我们看到一些不同寻常的事物就会表现出惊奇的感情。

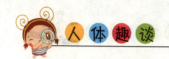

身体所需的营养

人类要生存，必须摄取食物。食物的成分主要有糖类、脂类、蛋白质、维生素、无机盐、水和纤维素七大类，这些物质共同构成了人体所需的营养物质。

糖类

糖类又叫碳水化合物，是构成人体的重要成分，也是促进人体生长发育和新陈代谢的重要物质。人体的每个细胞都含有糖类物质，含量达到2%～10%。

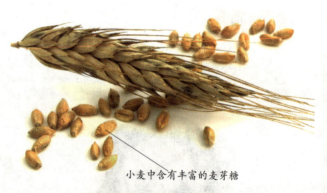

小麦中含有丰富的麦芽糖

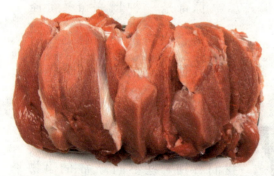

↑ 肉类食物中含有丰富的营养，是蛋白质、脂肪、维生素和无机盐的重要来源。

脂类

脂类物质是参与人体能量储备的一种重要物质。它是一大类性质相近的物质的总称，主要包括脂肪、类脂（磷脂和糖脂）和固醇（固醇脂）。

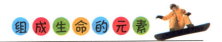

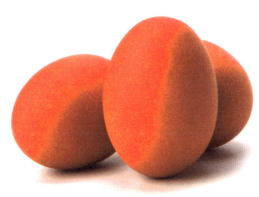

👆每天的饮食中蛋白质主要存在于瘦肉、蛋类、豆类及鱼类中。

🖐 蛋白质

蛋白质由氨基酸组成,是人类赖以生存的基础营养素。蛋白质最主要的作用是促进生长发育和新陈代谢。蛋白质摄入过量或不足,都会引发疾病。

🖐 无机盐

在人体内,除了糖类、脂类和蛋白质等主要营养物质之外,还有一些其他元素,这些元素均可统称为无机盐或矿物质。无机盐也是构成人体的基本成分,虽然它的含量很低,但对人体的作用却非常大。

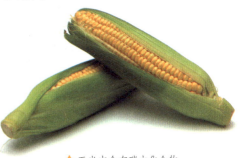

👆玉米中含有碳水化合物。

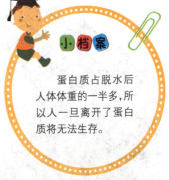

小档案

蛋白质占脱水后人体体重的一半多,所以人一旦离开了蛋白质将无法生存。

👆平时注意饮食多样化,少吃动物脂肪,多吃糙米、玉米等粗粮,不要过多食用精制米面,就能使体内的无机盐维持正常应有的水平。

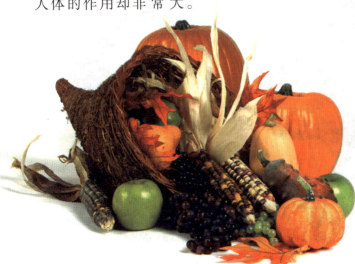

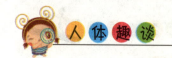
不可缺少的水

　　水是生命的源泉，人对水的需要仅次于氧气，一个人如果没有水，只能维持几天的生命。那么，对人体来说如此重要的水都有什么作用呢？

促进人体生命活动

　　水在血管、细胞之间川流不息，把氧气和营养物质运送到组织细胞，再把代谢废物排出体外，总之，人体的各种生命活动都离不开水。

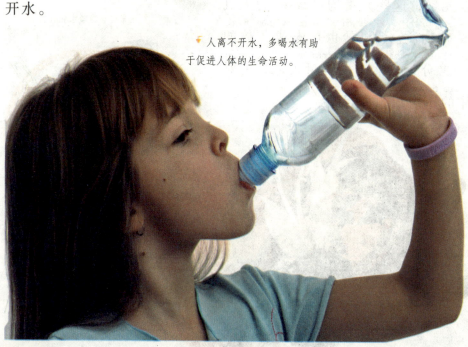

　　人离不开水，多喝水有助于促进人体的生命活动。

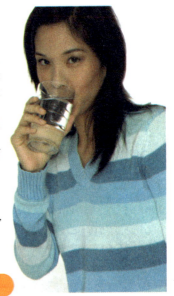

调节体温

在炎热的夏季，当外界温度高于体温时，人就会通过出汗使身体水分蒸发，从而带走一部分热量来降低体温；在天冷时，水还可以储存热量，使身体不会因为外界温度的降低而出现明显的波动。

➡ 水可以调节体温，要多喝水，保护身体健康。

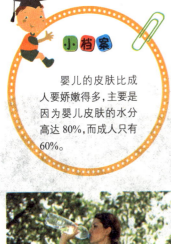

小档案

婴儿的皮肤比成人要娇嫩得多，主要是因为婴儿皮肤的水分高达 80%，而成人只有 60%。

身体润滑剂

水是人体的润滑剂，它能滋润皮肤，皮肤缺水，就会变得干燥失去弹性，显得面容苍老。体内一些关节囊液、浆膜液还能使器官之间免于摩擦受损，可以转动灵活。眼泪和唾液也有润滑的作用。

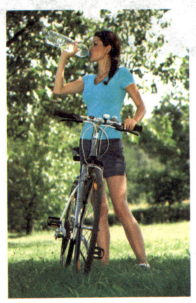

◀ 运动后喝水

最廉价的"药物"

水是世界上最廉价、最有治疗力量的奇药。感冒、发热时多喝开水能帮助发汗、退热、冲淡血液里细菌所产生的毒素；同时，喝水后小便增多，也有利于加速毒素的排出。

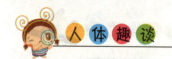
微量元素

人体中有60多种元素，有些元素在人体中所占的比重仅有百万分之几，被称为微量元素，如铁、锌、碘等。微量元素是人体健康不可或缺的营养物质。

铁

铁是人体中一种非常重要的微量元素，是血红蛋白的主要成分之一。人如果缺铁，就会引起缺铁性贫血。补铁可以多吃黑木耳、海藻类以及动物肝脏等食物。

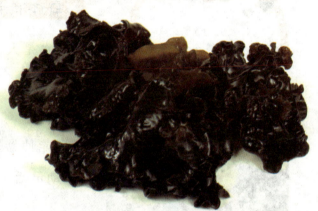

↑ 黑木耳

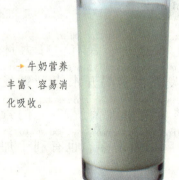

➡ 牛奶营养丰富、容易消化吸收。

锌

锌对儿童的生长发育、智力发育有重要作用，如果儿童缺锌，会使身体的免疫力下降，而且会影响生长发育和智力。多吃鱼类、瘦猪肉、牛羊肉、蛋奶等食物可以补锌。

碘

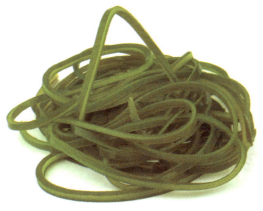

wēi liàng yuán sù diǎn zhǔ yào cún zài yú rén
微量元素碘主要存在于人

tǐ de jiǎ zhuàng xiàn zhōng　yīn cǐ　rén tǐ yí
体的甲状腺中，因此，人体一

dàn quē diǎn biàn huì yǐn qǐ jiǎ zhuàng xiàn zhōng dà
旦缺碘便会引起甲状腺肿大，

sú chēng dà bó zi bìng　quē diǎn kě yǐ duō
俗称"大脖子病"。缺碘可以多

chī yì xiē hǎi dài zǐ cài hǎi yú děng shí wù
吃一些海带、紫菜、海鱼等食物。

▲ 海带中含有碘。

人体必需的微量元素

dào mù qián wéi zhǐ　yǐ bèi què rèn yǔ rén tǐ jiàn kāng hé shēng mìng yǒu guān de bì xū wēi liàng yuán sù
到目前为止，已被确认与人体健康和生命有关的必需微量元素

yǒu zhǒng jí tiě tóng xīn gǔ měng gè xī diǎn niè fú mù fán xī
有18种，即铁、铜、锌、钴、锰、铬、硒、碘、镍、氟、钼、钒、锡、

guī sī péng rú shēn
硅、锶、硼、铷、砷。

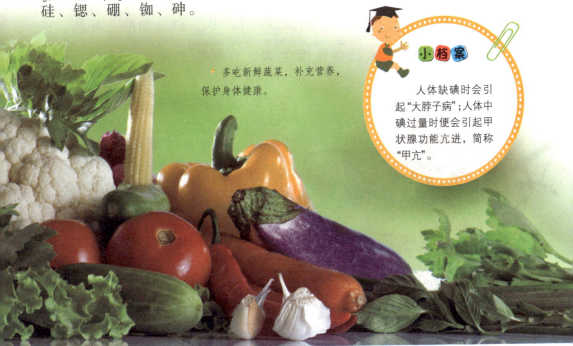

▲ 多吃新鲜蔬菜，补充营养，
保护身体健康。

小档案

人体缺碘时会引起"大脖子病"；人体中碘过量时便会引起甲状腺功能亢进，简称"甲亢"。

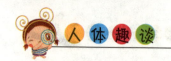

维生素

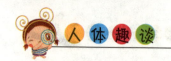

维生素旧称维他命，是人体正常组织发育必需的营养物质，也是维持肌体健康必需的有机化合物，有"维持生命的元素"的意思。维生素既不参与机体组成，也不提供能量，但在体内物质代谢中却起着重要作用。

维生素的种类

维生素的种类很多，目前已知的有20多种，按其溶解性分为两类：水溶性维生素，有维生素 B_1、B_2、B_6、B_{12}，以及烟酸、叶酸、泛酸、胆酸、维生素C；脂溶性维生素，有维生素A、D、E、K。

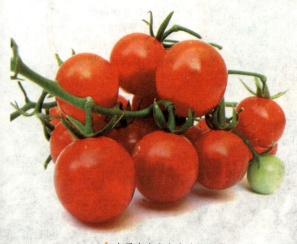

↟ 水果中含有丰富的维生素。

食物中摄取

大多数的维生素机体不能合成或合成量不足，不能满足机体的需要，必须经常从食物中获得。人体对维生素的需要量很小，但一旦缺乏就会引发相应的维生素缺乏症，对人体健康造成损害。

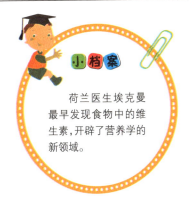

水溶性维生素

shuǐ róng xìng wéi shēng sù shì yí lèi néng róng yú shuǐ de yǒu jī
水溶性维生素是一类能溶于水的有机
yíng yǎng fēn zǐ   shuǐ róng xìng wéi shēng sù cóng cháng dào xī shōu hòu
营养分子。水溶性维生素从肠道吸收后,
tōng guò xún huán dào jī tǐ xū yào de zǔ zhī zhōng   duō yú de bù
通过循环到机体需要的组织中,多余的部
fēn dà duō yóu niào pái chū   zài tǐ nèi chǔ cún hěn shǎo   suǒ yǐ
分大多由尿排出,在体内储存很少,所以
xū yào bú duàn bǔ chōng
需要不断补充。

脂溶性维生素

zhī róng xìng wéi shēng sù dà bù fēn chǔ cún zài zhī fáng zǔ zhī
脂溶性维生素大部分储存在脂肪组织
zhōng tōng guò dǎn zhī huǎn màn pái chū tǐ wài   guò liàng shè rù shí
中,通过胆汁缓慢排出体外,过量摄入时,
róng yì zài tǐ nèi xù jī   zào chéng zhòng dú   wéi shēng sù A
容易在体内蓄积,造成中毒。维生素A
hé D zhǔ yào chǔ cún yú gān zāng   wéi shēng sù E zhǔ yào cún zài
和D主要储存于肝脏,维生素E主要存在
yú tǐ nèi zhī fáng zǔ zhī   wéi shēng sù K chǔ cún jiào shǎo
于体内脂肪组织,维生素K储存较少。

→ 菠菜中含有大量的抗氧化剂如维生素E和硒元素,具有抗衰老、促进细胞增殖作用,既能激活大脑功能,又可增强青春活力。

维生素A

wéi shēng sù   shǔ zhī róng xìng wéi shēng sù
维生素A属脂溶性维生素,是合成视网膜细胞必需的原料,缺
shì hé chéng shì wǎng mó xì bāo bì xū de yuán liào   quē
fá shí huì chū xiàn huáng hūn shí shì wù bù qīng de yè máng zhèng
乏时会出现黄昏时视物不清的夜盲症。
yǐ zhī wéi shēng sù   yǒu   hé   liǎng zhǒng
已知维生素A有A₁和A₂两种,A₁
cún zài yú dòng wù gān zāng   xuè yè hé yǎn qiú de
存在于动物肝脏、血液和眼球的
shì wǎng mó zhōng   yòu chēng wèi shì huáng chún   zhǔ
视网膜中,又称为视黄醇;A₂主
yào cún zài yú dàn shuǐ yú de gān zàng zhōng
要存在于淡水鱼的肝脏中。

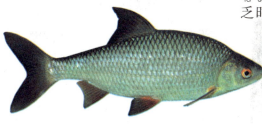

▲ 淡水鱼的肝脏中含有维生素A₂。

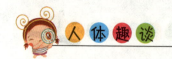

糖类和脂类

人体是一个机构、功能非常复杂的生命机体，但在化学组成上却极为简单。糖类和脂类是人体细胞重要的组成成分，它们的主要功能是供给各器官进行各种活动所需的能量，维持正常的生命活动。

构成人体的化合物

构成人体细胞的化合物可分为无机化合物和有机化合物两类。无机化合物主要有水和无机盐，有机化合物主要有糖类、脂类、蛋白质和核酸。这些化合物在细胞中存在的形式和所具有的功能都各不相同。

组成物质

在人体中水占了主要部分，接近整个身体重量的2/3。一个中等身材的成年男子的体重约70千克，在脱掉水之后就只有25千克。这25千克中，糖类约3千克，脂类约7千克，蛋白质约12千克，无机盐及微量元素约3千克。

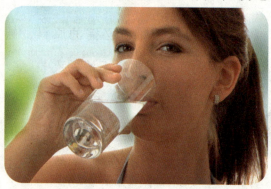
⬆ 生命离不开水，我们每天应补充适量的水。

糖类物质

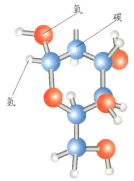

氧
碳
氢

▲ 葡萄糖分子结构

gēn jù shuǐ jiě hòu xíng chéng de wù zhì   táng lèi wù zhì kě yǐ fēn
根据水解后形成的物质，糖类物质可以分
wèi dān táng   èr táng hé duō táng děng   měi gè xì bāo dōu hán yǒu táng lèi
为单糖、二糖和多糖等。每个细胞都含有糖类
wù zhì   tā men zhǔ yào yǐ táng zhī   táng dàn bái hé dàn bái duō táng de xíng
物质，它们主要以糖脂、糖蛋白和蛋白多糖的形
shì cún zài   yóu tàn   qīng   yǎng zhòng yuán sù zǔ chéng
式存在，由碳、氢、氧3种元素组成。

→ 人体内的脂肪是人体贮存能量的
仓库，它能保护内脏、维持体温，协
助脂溶性维生素的吸收，并参与机体
各方面的代谢活动。

脂肪

zhī fáng shì rén tǐ hán liàng zuì duō de zhī lèi wù
脂肪是人体含量最多的脂类物
zhì   yě shì rén tǐ nèi chǔ cáng néng liàng de zhǔ yào wù
质，也是人体内储藏能量的主要物
zhì   zhī fáng zài tǐ nèi yǎng huà fēn jiě hòu   biàn chéng
质。脂肪在体内氧化分解后，变成
èr yǎng huà tàn hé shuǐ   fàng chū rè liàng   tā suǒ chǎn
二氧化碳和水，放出热量。它所产
shēng de rè liàng shì shēn tǐ rè liàng de zhòng yào lái yuán
生的热量是身体热量的重要来源。
lìng wài   zhī fáng hái yǒu bǎo hù nèi zàng qì guān   wéi chí
另外，脂肪还有保护内脏器官、维持
tǐ wēn héng dìng de zuò yòng
体温恒定的作用。

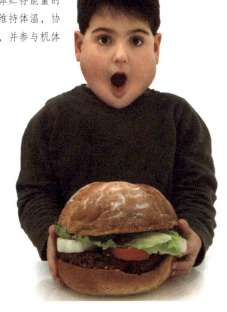

小档案

糖类物质分布在
细胞膜、细胞器膜、细
胞质以及细胞间质中。

脂类物质

zhī lèi wù zhì zài xì bāo jié gòu zhōng qǐ zhe jí zhòng yào de
脂类物质在细胞结构中起着极重要的
zuò yòng   tā men zài jī tǐ nèi kě yǐ hé chéng zhī fáng liàn   zhè
作用，它们在机体内可以合成脂肪链，这
xiē liàn gòu chéng xì bāo de gǔ jià jié gòu   zhī lèi wù zhì zài rén
些链构成细胞的骨架结构。脂类物质在人
tǐ nèi zhǔ yào zuò wéi xì bāo zhōng chǔ cún néng liàng de wù zhì   huò
体内主要作为细胞中储存能量的物质，或
zuò wéi xì bāo mó de chéng fen
作为细胞膜的成分。

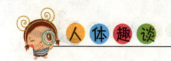
蛋白质和无机盐

蛋白质是生命的物质基础，生命及各种形式的生命活动都离不开它。无机盐则是存在于体内的矿物质营养素，细胞中大多数无机盐以离子的形式存在。

种类多种多样

蛋白质种类很多，目前已知的人体内的蛋白质不少于 4 000 种。例如，起催化作用的酶、有免疫功能的抗体、有输送功能的血液蛋白、有收缩功能的肌肉蛋白等。

➤ 人体内蛋白质的种类很多，性质、功能各异，但都是由 20 多种氨基酸按不同比例组合而成的，并在体内不断进行代谢与更新。

人体中所占比例

一个 60 千克重的成年人其体内约有蛋白质 9.8 千克（蛋白质约占人体重量的 16.3%），有 3%的蛋白质每天进行新陈代谢更新，其中大部分用于合成新的蛋白质，只有一小部分分解成尿素和其他代谢产物排出体外。

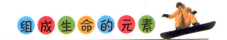

人体中的矿物质

人体内有50多种矿物质，虽然它们在人体内仅占人体体重的4%，但却是生物体的必要组成部分。其中，有20多种元素是构成人体组织、维持生理功能和生化代谢所必需的。

人体的必需品

矿物质是人体必需的营养元素。在人体中，矿物质无法由自身产生、合成，但却是人体健康所必需的。人体每天必须摄入一定量的矿物质，才能维持身体各功能的需要。

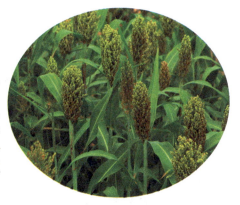

补充矿物质要多吃粗粮，如高粱。

依靠膳食补充

矿物质与其他营养素不同，不能在体内生成，也不可能在体内消失，除非被排出体外。因此，必须通过合理的膳食来补充。不同的生活环境、不同的年龄及不同的身体条件，对矿物质的需求不同，可以根据人体需要进行合理补充。

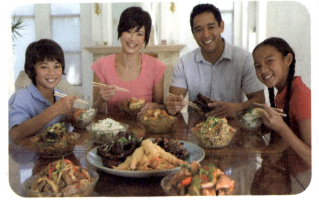

人体要依靠合理的膳食补充矿物质。

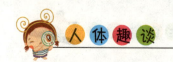
人体激素

人为什么会长高？为什么会紧张？这是因为我们身体里有激素的缘故。身体里的激素由特定的细胞产生，并具有不同的作用，对我们的身体来说，它们非常重要，无论是缺少了还是增加了激素，都不是一个好消息。

什么是激素

激素旧称"荷尔蒙"，它是由我们身体中许多内分泌腺制造出来的。人体内的激素有20多种，每一种激素都会影响其他的身体部位。例如肾上腺素，它来自肾上腺，使人的心脏跳动，并在紧急情况下做好反应的准备。

激素的作用

你知道吗？受到激素影响的器官称为"靶器官"。激素能够调节靶器官的生理过程节奏，可以将其打开或者关闭。人体各种激素对身体不同部位起着不同的作用。比如，甲状腺激素分泌过多就会出现甲亢；垂体产生激素过少，就会出现侏儒症。

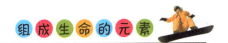

生长激素

shēng cháng jī sù shì cù jìn shēng zhǎng fā yù zuì zhǔ yào de jī sù
生长激素是促进生长发育最主要的激素，
tā néng cì jī cháng gǔ duān bù de ruǎn gǔ xì bāo fēn huà zēng zhí shǐ cháng
它能刺激长骨端部的软骨细胞分化、增殖，使长
gǔ shēng zhǎng gè zǐ màn màn zhǎng gāo jù shuō shì jì shì jiè shang zuì
骨生长，个子慢慢长高。据说20世纪世界上最
gāo de rén shì měi guó de luó bó tè wàn dé lù dào nián qù shì
高的人是美国的罗伯特·万德路，到1940年去世
shí tā shēn gāo dá mǐ
时，他身高达2.72米。

→生长激素的主要生理作用是对人体各种组织尤其是蛋白质有促进合成作用，能刺激骨关节软骨和骨骺软骨生长，因而能增高。

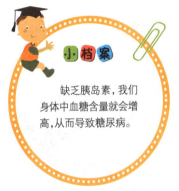

小档案

缺乏胰岛素，我们身体中血糖含量就会增高，从而导致糖尿病。

性激素

nán xìng de gāo wán nǚ xìng de luǎn cháo shì chǎn shēng xìng jī sù
男性的睾丸、女性的卵巢是产生性激素
de xìng xiàn nán xìng de gāo wán chǎn shēng de shì gāo tóng nǚ xìng de
的性腺。男性的睾丸产生的是睾酮；女性的
luǎn cháo chǎn shēng de shì cí jī sù hé huáng tǐ tóng xìng jī sù zài
卵巢产生的是雌激素和黄体酮。性激素在
qīng chūn qī fēi cháng zhòng yào yǒu lì yú shēng zhí qì guān de fā yù
青春期非常重要，有利于生殖器官的发育
hé qīng chūn qī rén tǐ de biàn huà rú sǎng yīn biàn huà děng
和青春期人体的变化，如嗓音变化等。

胰岛素

yí dǎo sù shì yí xiàn fēn mì de dàn bái zhì jī sù tā néng
胰岛素是胰腺分泌的蛋白质激素，它能
gòu jiàng dī xuè yè zhōng táng de nóng dù bìng cù shǐ zhè xiē táng zhuǎn
够降低血液中糖的浓度，并促使这些糖转
huà wéi qí tā yǒu jī wù yí dǎo sù quē fá shí táng bù néng bèi
化为其他有机物。胰岛素缺乏时，糖不能被
zhù cún lì yòng bù jǐn huì yǐn qǐ táng niào bìng hái kě néng yǐn qǐ
贮存利用，不仅会引起糖尿病，还可能引起
zhī fáng dài xiè wěn luàn chū xiàn xuè zhī shēng gāo dòng mài yìng huà
脂肪代谢紊乱，出现血脂升高，动脉硬化，
yǐn qǐ xīn xuè guǎn xì tǒng fā shēng yán zhòng bìng biàn
引起心血管系统发生严重病变。

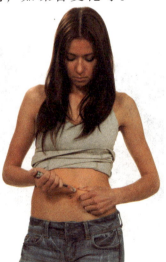

→注射胰岛素

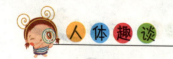
奇特的感觉

men de měi gè gǎn jué qì guān zhǐ néng fǎn yìng wù tǐ de yí gè shǔ xìng yǎn jīng

我们的每个感觉器官只能反映物体的一个属性，眼睛

kàn dào guāng xiàn ěr duo tīng dào shēng yīn bí zi wén dào qì wèi zhè

看到光线，耳朵听到声音，鼻子闻到气味……这

zhǒng gǎn jué qì guān duì shì wù gè bié shǔ xìng de fǎn yìng jiù shì gǎn jué

种感觉器官对事物个别属性的反映就是感觉。

外部感觉和内部感觉

gǎn jué kě yǐ fēn wèi wài bù gǎn jué hé nèi bù gǎn jué liǎng

感觉可以分为外部感觉和内部感觉两

dà lèi wài bù gǎn jué jiù shì wǒ men tōng cháng shuō de shì jué

大类。外部感觉就是我们通常说的视觉、

tīng jué xiù jué wèi jué hé chù jué nèi bù gǎn jué zé fǎn

听觉、嗅觉、味觉和触觉。内部感觉则反

yìng shēn tǐ gè bù fen yùn dòng huò nèi bù qì guān de biàn huà bāo

映身体各部分运动或内部器官的变化，包

kuò yùn dòng jué pínghéng jué hé jī tǐ jué

括运动觉、平衡觉和机体觉。

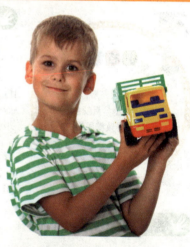

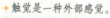
▶触觉是一种外部感觉。

冷热感觉

wǒ men néng gǎn shòu dào lěng hé rè shì

我们能感受到冷和热，是

yīn wèi pí fū nèi fēn bù zhe dà liàng de lěng

因为皮肤内分布着大量的冷

gǎn shòu qì hé rè gǎn shòu qì yóu yú zhè

感受器和热感受器，由于这

liǎng zhǒng gǎn shòu qì dōu shì diǎn zhuàng fēn bù

两种感受器都是点状分布

de suǒ yǐ yòu jiào zuò lěng diǎn hé rè diǎn

的，所以又叫做冷点和热点。

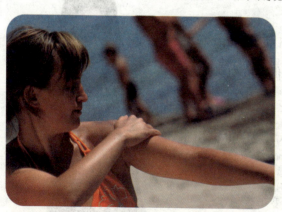
▶夏天在大太阳下，身体就会有热的感觉。

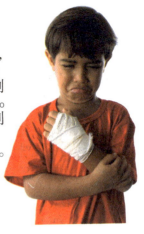

机体觉

如果我们身体内部的某个器官发生了病变，我们就会感觉到疼痛，这种感觉就叫机体觉。例如长时间不吃东西会感觉到饥饿、不喝水感觉到渴、吃了不干净的东西后肚子疼等，都属于机体觉。

➤ 外部的疼痛属于触觉，内部器官的疼痛则属于机体觉。

运动觉和平衡觉

运动觉和平衡觉都是因为我们身体的姿势和运动而产生的内部感觉，又称为动觉和静觉。人的身体平衡遭到破坏后，如晕车、晕船等让人产生的恶心、呕吐的现象，就是平衡觉失常的表现。

➤ 人的任何动作都离不开动觉的调节。没有动觉，人就无法动起来。

小档案

人的感觉具有适应性，如在一个很臭的地方待着，时间一长，人就觉得没那么臭了。

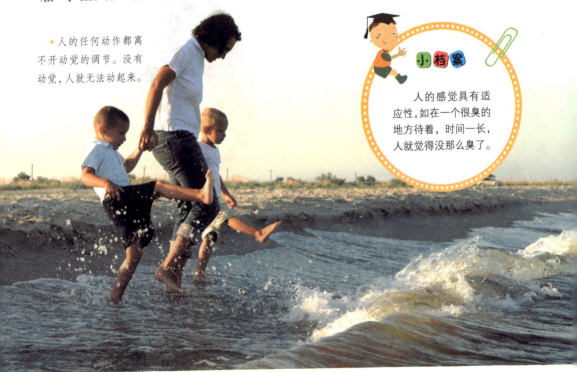

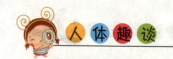
灵敏的嗅觉

鼻子除了呼吸之外，还具有嗅觉功能。据估计，在鼻子内壁大约5平方厘米的地方，就分布着约1000多万个嗅觉细胞，所以能辨别几千种不同种类的气味。

鼻子的结构

鼻子有两个鼻孔，后面是鼻腔，中间是软骨和骨质的鼻中隔。鼻腔内的黏膜能分泌黏液，能保持鼻孔湿润，还能黏住灰尘、细菌等对人体有害的物质。

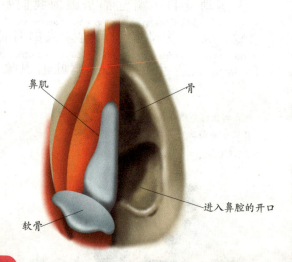

鼻肌　骨　进入鼻腔的开口　软骨

→ 鼻腔结构图

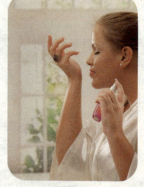

↑ 闻气味

嗅细胞

嗅觉是由鼻子内部的嗅细胞产生的。嗅细胞位于鼻腔深处，它的表面上有一层嗅纤毛，上面覆盖着一种黏液，嗅纤毛感受到气味，就会将信号传送到大脑。人体大约有2500万个嗅细胞。

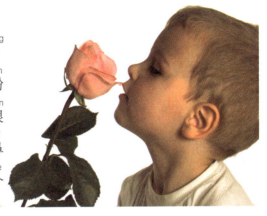

过敏

许多细小的东西在空气中飘浮，如灰尘、软毛和植物花粉等。一些人的嗅觉对这些东西很敏感，这时鼻子就会发痒或流鼻涕，也会咳嗽或者打喷嚏，这个叫做过敏反应。

▲ 灵敏的嗅觉

嗅觉能力

对于同一种气味物质的嗅觉敏感度，不同人具有很大的区别。就是同一个人，嗅觉敏感度在不同情况下也有很大的变化。感冒、鼻炎等都可以降低嗅觉的敏感度。

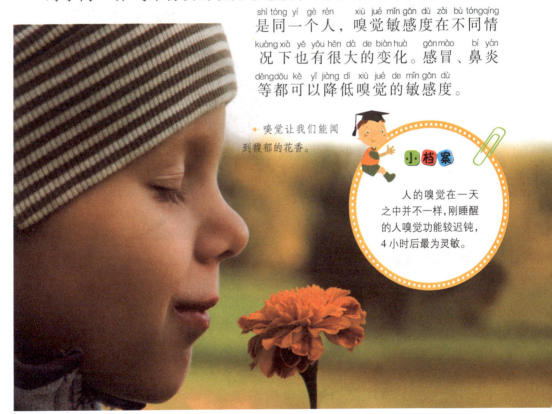

▲ 嗅觉让我们能闻到馥郁的花香。

小档案

人的嗅觉在一天之中并不一样，刚睡醒的人嗅觉功能较迟钝，4小时后最为灵敏。

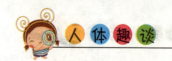
重要的视觉

眼睛是人的视觉器官，我们所获得的信息90%以上都来自眼睛，所以眼睛是人体最重要的感觉器官之一。眼睛能辨别不同的颜色和光线，再将这些视觉形象转变成神经信号，传送给大脑。

眼睛的构造

眼睛分为左眼和右眼。我们平常看到眼睛露出来的部分，只是眼球大小的1/6，其余的都藏在眼窝里。眼球近似球形，位于眼眶的前半部。

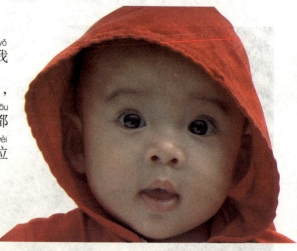

→ 黑黝黝的大眼睛

视觉如何产生

我们之所以能看到事物，是因为光线从物体上反射回来，并射入我们的眼睛。眼睛的前部将光线会聚到眼睛的后部，并在眼睛的后部形成倒影。在眼睛的后部光线碰到神经细胞，神经细胞又将信号传递到大脑，这样我们就能看到图像。

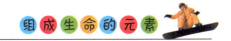

视力和年龄

一个发育正常的孩子，婴儿期的视力约为4.6，到2岁时为4.7，3岁时为4.8，4岁时为4.9，5岁时为5.0，几乎已达到成人的水平。8岁是儿童视力的最佳期。

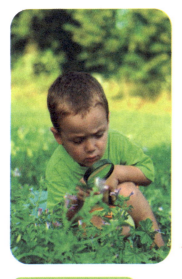

↤ 观察力集中的小男孩

小档案

视神经从眼底部与大脑相连，所以无论我们看见什么，大脑都会迅速地知道。

你能看多远

科学家研究显示，在纯净的空气中，人眼可以看见27千米外的一点烛光。在海上能看见16千米外的船只。若在高山顶上，视力的观察距离甚至能扩大到300千米。

➡ 眼睛是重要的器官，所以要学会保护自己的眼睛。

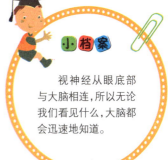

色盲

色盲是一种先天性色觉障碍疾病，是由于人眼的视网膜、脉络膜或视神经等发生异常引起的。科学数据显示，12个男性中就有一个人是色盲，而200个女性中才有一个人是色盲。

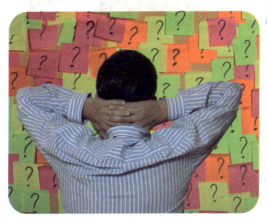

⬆ 色盲症患者

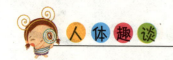
听觉的秘密

耳朵是人体的听觉器官，能使人感受到充满情趣的有声世界。耳朵接收到声音信号后，就会通过神经系统传输给大脑，大脑收到后就会有意识地支配人的心理活动。

耳朵的构造

耳朵分为3部分：外耳、中耳和内耳。外耳完全暴露在身体外面，它是一条略呈"S"形弯曲的管道；中耳由鼓室、咽鼓管和乳突小房组成；在外耳与中耳之间有一层椭圆形、半透明的薄膜，叫做鼓膜；内耳里面则充满了液体。

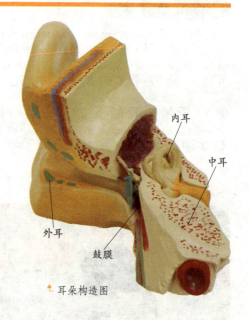

内耳
中耳
外耳
鼓膜

▲ 耳朵构造图

耳屎的作用

耳道内壁有4 000多条能分泌耳屎的腺体。耳屎带有一种特殊的苦味，使一些贸然钻入耳朵的小昆虫们闻而却步，起到了保护耳朵的作用。所以不要经常掏耳朵、挖耳屎。

听觉的产生

wài ěr rú tóng shōu yīn jī de tiān xiàn néng bǎ
外耳如同收音机的天线，能把
wài jiè de shēng yīn huì jí qǐ lái sòng dào ěr duo
外界的声音汇集起来，送到耳朵
de dì èr gè bù fen zhōng ěr zhōng ěr
的第二个部分——中耳；中耳
shì yí gè chuán shēng xì tǒng tā jiāng gǔ mó
是一个传声系统，它将鼓膜
chǎn shēng de zhèn dòng chuán rù nèi ěr
产生的振动传入内耳；
nèi ěr shōu dào xìn hào tōng guò shén jīng
内耳收到信号，通过神经
chuán gěi dà nǎo dà nǎo gǎn shòu dào
传给大脑，大脑感受到
shēng yīn xìn hào hòu biàn zhī pèi
声音信号后，便支配
rén de xíng dòng
人的行动。

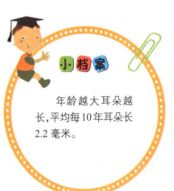

小档案

年龄越大耳朵越
长，平均每10年耳朵长
2.2毫米。

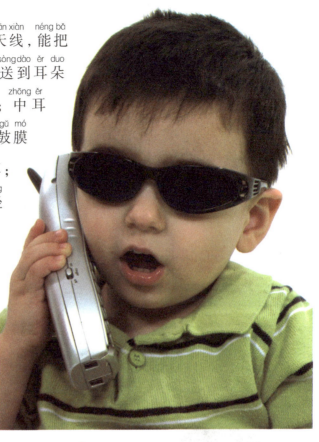

🔸 耳朵是我们重要的听觉器官。

噪声的危害

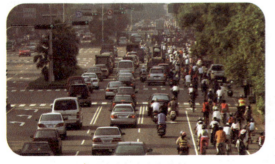

🔸 噪声会损害人的听力。

zào shēng shì yí lèi yǐn qǐ rén fán zào huò
噪声是一类引起人烦躁或
yīn liàng guò qiáng ér wēi hài rén tǐ jiàn kāng de shēng
音量过强而危害人体健康的声
yīn zào shēng bù jǐn néng sǔn hài rén de tīng
音。噪声不仅能损害人的听
lì hái néng sǔn hài rén de xīn xuè guǎn xì tǒng
力，还能损害人的心血管系统
hé shén jīng xì tǒng
和神经系统。

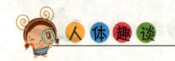

古怪的味觉

舌
头是人的味觉器官，那么，我们的舌头为什么能品尝出各种各样的味道呢？这是因为舌头上有许多被叫做"味蕾"的味觉感受器，有了它，我们才能尝到味道。

味觉"探测器"

味蕾是味觉的"探测器"，它小得肉眼看不见。我们的舌头上有上千个味蕾，它们集中分布在舌头的尖部、侧面和后面。舌头的不同部位能品尝出不同的味道。

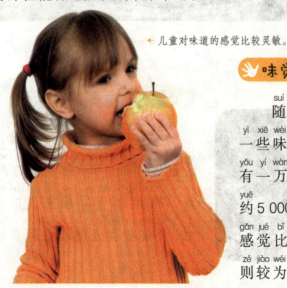

← 儿童对味道的感觉比较灵敏。

味觉随年龄变化

随着年龄的增长，舌头上的一些味蕾会逐渐死亡。一个儿童有一万多个味蕾，而老年人只有约5 000个。因此，儿童对味道的感觉比较灵敏，而老年人的味觉则较为迟钝。

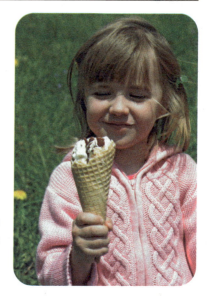

味觉是怎么产生的

wǒ men chī yì kǒu shí wù   zhè xiē shí wù jiù huì cì jī
我们吃一口食物，这些食物就会刺激

kǒu qiāng nèi de wèi jué gǎn shòu qì   rán hòu tōng guò yí gè shōu
口腔内的味觉感受器，然后通过一个收

jí hé chuán dì xìn xī de shén jīng xì tǒng chuán dǎo dào dà nǎo de
集和传递信息的神经系统传导到大脑的

wèi jué zhōng shū   tōng guò dà nǎo wèi jué zhōng shū xì tǒng de fēn
味觉中枢，通过大脑味觉中枢系统的分

xī hòu   wǒ men jiù chǎn shēng le wèi jué
析后，我们就产生了味觉。

➤ 舌头上的某种味觉细胞受到刺激后，就会发生变味，所尝的味道与实际的味道不相符合。味觉是随温度变化而变化的，食物太热或太冷都会左右我们的味觉。

不同味道的敏感区

yì bān lái shuō   rén de shé jiān duì tián de shí wù tè bié mǐn gǎn   shé tou de cè miàn duì xián wèi bǐ
一般来说，人的舌尖对甜的食物特别敏感，舌头的侧面对咸味比

jiào mǐn gǎn   shé tou kào jìn sāi de liǎng cè duì suān wèi bǐ jiào mǐn gǎn   ér shé gēn duì kǔ wèi hé là wèi bǐ
较敏感，舌头靠近腮的两侧对酸味比较敏感，而舌根对苦味和辣味比

jiào mǐn gǎn
较敏感。

➤ 吃东西时舌头会帮助我们搅拌食物，感受味道。

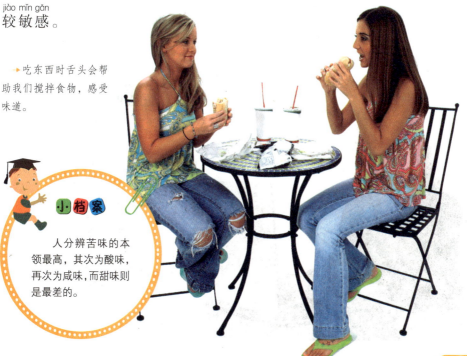

小档案

人分辨苦味的本领最高，其次为酸味，再次为咸味，而甜味则是最差的。

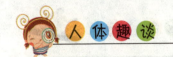

复杂的触觉

皮肤是我们身体中最大的触觉器官，它位于人的体表。在与周围世界接触时，触觉依靠分散在全身皮肤上数百万个微小的传感器产生感觉。这些感觉告诉我们，鞋子是否合脚，哪些质地的衣服穿在身上比较舒服。

什么是触觉

触觉就是身体与物体接触时产生的感觉。当我们身体的一定部位与外界物体接触时，都会不同程度地感受到物体的存在，甚至可能对物体的形状、硬度、光滑程度等情况做出判断，这就是触觉。

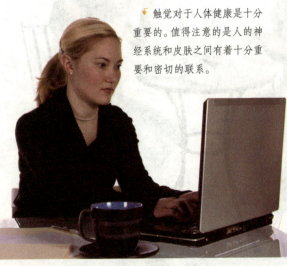

触觉对于人体健康是十分重要的。值得注意的是人的神经系统和皮肤之间有着十分重要和密切的联系。

疼痛

疼痛也有好处。如果我们的身体被什么东西伤害了，就会觉得疼痛，这实际上是一种警告，告诉我们要注意自己的身体，如果伤得不严重的话，疼痛感会很快消失。

触觉感受器

触觉感受器就是皮肤内感受触觉的细胞。皮肤里有许多特殊的神经感受器，它们能将感受到的触觉传递给大脑，使人产生触觉。

➤ 冷的感觉

小档案

婴儿的触觉辨识能力能够让婴儿累积分辨软硬、冷热不同材质的经验。

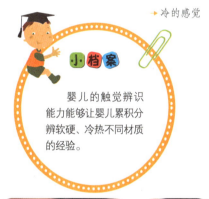

触觉敏感区

人体皮肤里的感受器不仅数目不同，而且分布在全身各部位的密度也不一样，密度越高的地方，感觉越敏锐。位于人的手指、嘴唇、脚底等处的感受器分布得多一些，因此这些部位比较敏感。

◀ 人的手指触觉较敏感。

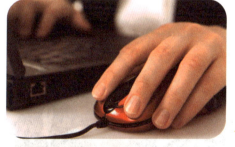

用触觉读书

盲人利用触觉来完成阅读。他们使用一种特殊的字母表，叫做"点字"。点字是印在纸上的凸点符号文字。一连串的凸点代表着字或字母，盲人利用他们的指尖触摸这些点字。点字法是法国盲人路易斯·布莱尔于1824年发明创造的。

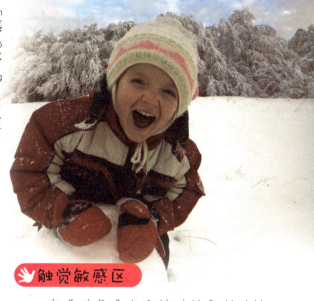

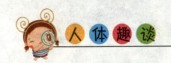
睡眠和做梦

men de dà nǎo hé shēn tǐ yí yàng yě xū yào xiū xi dāng dà nǎo xū yào xiū xi
我们的大脑和身体一样也需要休息，当大脑需要休息
de shí hou wǒ men jiù huì jué dé xiǎng shuì jué shuìmián shì měi gè rén měi tiān
的时候，我们就会觉得想睡觉。睡眠是每个人每天
dōu bì xū de tā shì wèi le huò dé zú gòu de jīng shén hé tǐ lì zài shuì jué de
都必须的，它是为了获得足够的精神和体力。在睡觉的
shí hou yí bù fen dà nǎo pí céng kě néng hái zài huó dòng zhè yàng jiù huì zuò mèng
时候，一部分大脑皮层可能还在活动，这样就会做梦。

睡眠周期

cóng rù shuì kāi shǐ rén de dà nǎo jīng lì gè zhōu qī de shuìmián měi gè zhōu qī yuē chí xù
从入睡开始，人的大脑经历5个周期的睡眠，每个周期约持续90
fēn zhōng měi gè shuìmiánzhōu qī bāo kuò liǎng gè shuìmián lèi xíng shǒuxiān shì chénshuì chénshuì bàn suí zhe
分钟。每个睡眠周期包括两个睡眠类型：首先是沉睡，沉睡伴随着
wēi ruò de shén jīng huó dòng rán hòu shì bù guī zé shuìmián zài chénshuì shí dà nǎo fēi chángfàngsōng ér
微弱的神经活动；然后是不规则睡眠。在沉睡时，大脑非常放松；而
bù guī zé shuìmián shí tā fēi chángjǐng jué
不规则睡眠时，它非常警觉。

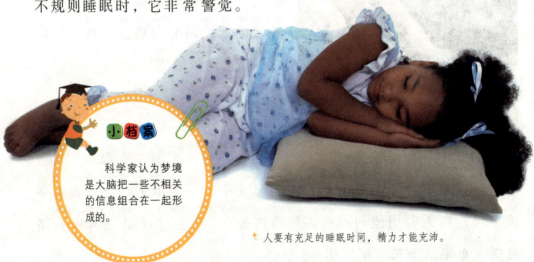

小档案

科学家认为梦境是大脑把一些不相关的信息组合在一起形成的。

人要有充足的睡眠时间，精力才能充沛。

梦的作用

梦有什么作用？研究者至今还没有一个确切的答复。根据弗洛伊德的观点，梦表示人们无意识地想要某种东西，但自己也不知道是什么东西。

重要的睡眠

睡眠对于大脑是非常重要的——它需要使白天的脑力消耗得到恢复。在人的一生中，睡眠占有重要的位置。比如一个75岁的人，他一生中有25年的时间是在睡觉。

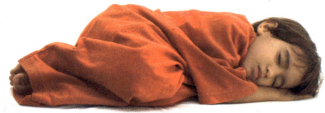

← 睡眠有助于缓解大脑疲劳。

哈欠

打哈欠是人们觉得必须保持清醒状态的时候，促进身体觉醒的一种反应。由于疲劳或睡眠不足会导致大脑温度上升，人们就通过打哈欠呼吸新鲜空气来降低大脑的温度。

做梦的时间和阶段

现代研究表明，人在睡眠时，梦一般持续10~15分钟，通常发生在不规则睡眠阶段，因为这个阶段的神经运动活跃。

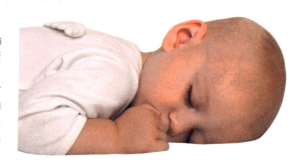

↑ 正在睡觉的孩子

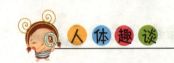

交流与沟通

当和别人交流时，我们往往是通过说话的声音和身体语言的无声信号共同进行的。交流与沟通是人与人之间不可缺少的情感纽带，我们也可以完全不通过语言，而是通过身体语言去与人交流和沟通的。

语言

语言的形成与脑的功能和记忆有很大关系。大脑皮层中有4个语言中枢，包括运动性语言中枢（说话中枢）、听性语言中枢、视运动性语言中枢（书写中枢）和视性语言中枢（阅读中枢）。

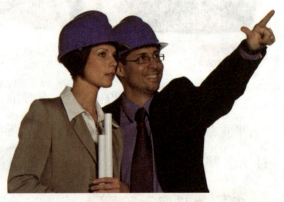

我们可以通过说话和身体语言进行交流与沟通。

无声的信息

不用通过语言，人类通常也能表达自己的感情，那就是身体语言。如果看见一个人正在投入地玩一项有意义的体育运动，不用多说，他的情绪我们都能猜出来。

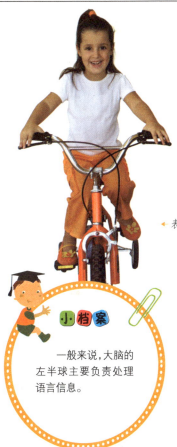

身体语言

身体语言包括我们的动作、表情、眼神等。实际上,在我们的声音里也包含着非常丰富的身体语言。我们在说每一句话的时候,用什么样的音色去说,用什么样的抑扬顿挫去说等,这都是身体语言的一部分。

◀ 表情就是一种身体语言。

手语

手语是聋哑人利用特殊的手势和动作,与别人进行沟通和交流的肢体语言。手语是法国伟大的聋哑教育家德雷佩神父发明创造的,1760年,他在法国建立了第一座国立聋校,并担任该校第一任校长。

小档案

一般来说,大脑的左半球主要负责处理语言信息。

会说话的手

"能说会道"的双手能抓住听众,使他们朝着理解想表达的意思这一目标更进一步。人们在结结巴巴用外语沟通时,常常会用一些手势来帮助理解。事实上,在平时的交流中,双手的作用也是不可忽视的。

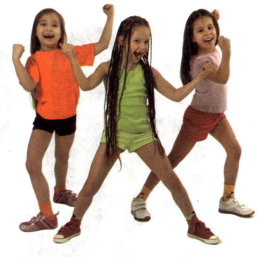

🖐 手势能帮助我们表达兴奋的心情。

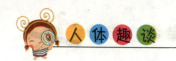
无处不在的皮肤

皮 肤是人体的外衣，起着保护人体内部的功能，抵挡细菌和各种微生物的入侵。此外，皮肤还有吸收、分泌、调节体温、维持水分和盐分代谢、修复及排泄废物等功能，对人体的健康起着重要作用。

人体的第一道防线

皮肤是覆盖在身体的最外面，上面遍布着灵敏的神经末梢。皮肤颜色丰富，是区分人种最直观的标志。它还是整个身体的警报系统，是人体的第一道防线。

不同颜色的皮肤

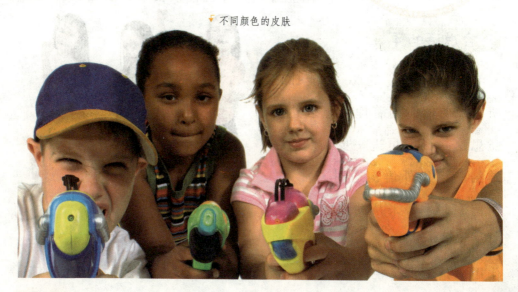

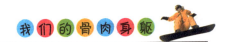

皮肤的构造

wǒ menshēn tǐ biǎomiàn de pí fū yǒu cénɡ
我们身体表面的皮肤有3层，

zuì wài miàn de shì biǎo pí　　zuì lǐ miàn de shì pí
最外面的是表皮，最里面的是皮

xià zǔ zhī　　ér jiā zài zhōnɡjiān de shì zhēn pí
下组织，而夹在中间的是真皮。

biǎo pí shì pí fū de qiǎncénɡ jié ɡòu　　zhēn pí bǐ
表皮是皮肤的浅层结构；真皮比

jiào hòu　　fù yǒu dàn xìnɡ hé zhānɡ lì　　nénɡ dǐ kànɡ
较厚，富有弹性和张力，能抵抗

wài lì de chōnɡ jī
外力的冲击。

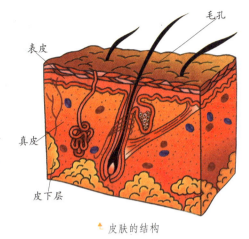

毛孔
表皮
真皮
皮下层

↑ 皮肤的结构

划伤

rú ɡuǒ wǒ men bù xiǎo xīn huàshānɡ pí fū de huà　　pí fū zhōnɡ de máo xì xuèɡuǎn jiù huì bèi pò huài
如果我们不小心划伤皮肤的话，皮肤中的毛细血管就会被破坏，

rú ɡuǒshānɡkǒu bù yánzhònɡ　　pí fū huì mànmàn zì jǐ yù hé
如果伤口不严重，皮肤会慢慢自己愈合。

敏感的皮肤

zài pí fū biǎocénɡ xià pái liè zhe shù bǎi wàn ɡè mǐn ɡǎn de shén jīnɡ xì bāo　　měizhǒnɡ xì bāo kě fēn
在皮肤表层下排列着数百万个敏感的神经细胞。每种细胞可分

bié biàn bié bù tónɡ de ɡǎn jué　　pí fū kě fēn biàn
别辨别不同的感觉，皮肤可分辨

qīnɡ chù yǔ zhònɡ yā　　ruǎn yǔ yìnɡ　　rè yǔ
轻触与重压、软与硬、热与

lěnɡ　　ténɡtònɡděnɡ bù tónɡ de ɡǎn jué
冷、疼痛等不同的感觉。

→ 敏感的皮肤

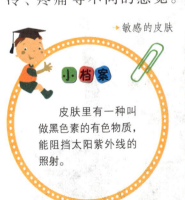

小档案

皮肤里有一种叫做黑色素的有色物质，能阻挡太阳紫外线的照射。

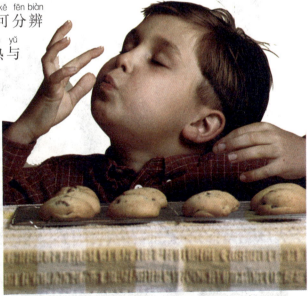

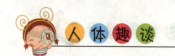

皮肤的颜色

皮肤有6种颜色：红、黄、棕、蓝、黑和白色，这是因为皮肤内黑色素的数量及分布情况不同。黑色素是一种蛋白质衍生物，呈褐色或黑色，是由黑色素细胞产生的。

三大人种

根据皮肤颜色的不同，分布在世界各地的人口被分为三大人种，即黄种人、白种人和黑种人。

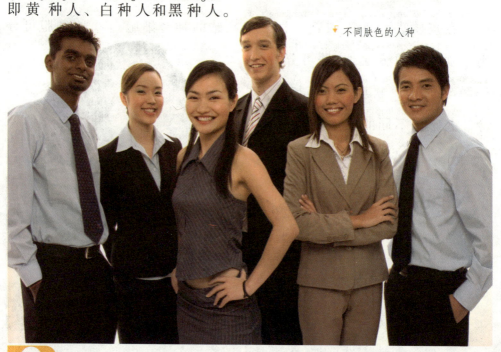

▼ 不同肤色的人种

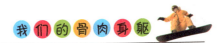

白种人

白种人的特点是白皮肤，鼻子高挺，嘴唇薄，男性的胡子很发达，而且胸口和四肢上都有浓密的体毛。他们的身材比较高大，还有的长着金色头发和蓝眼睛。

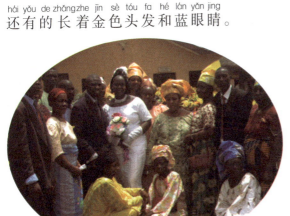

▲ 黑种人

黑种人

黑种人又叫黑人，主要生活在炎热的非洲大陆。他们的皮肤黝黑发亮，卷曲的头发紧贴在头皮上，嘴唇特别肥厚，鼻子又宽又大，鼻梁较低。

黄种人

我们中国人就属于黄种人，最大的特点是有一身黄色的皮肤。黄种人的头发通常笔直，胡子和体毛比较少，主要分布在亚洲东部和中部，是世界上人数最多的人种。

➡ 中国人

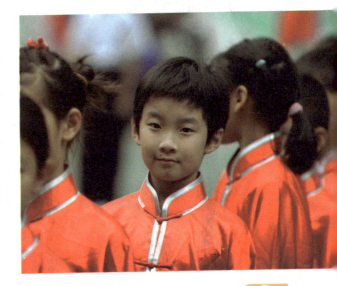

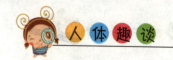
骨骼系统

骨骼与肌肉共同完成运动功能。在骨骼核心内的红骨髓还具有造血作用，红细胞、白细胞在其中生长、发育。一些矿物质被储藏在骨中，特别是身体需要的钙。

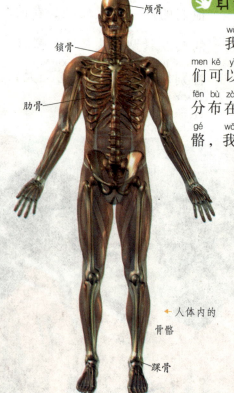

颅骨
锁骨
肋骨
← 人体内的骨骼
踝骨

身体里的骨骼

我们身体里有一副完整的骨骼系统，它们可以被分为206块不同的骨头。骨骼几乎分布在我们身体的每一个部分，有了这些骨骼，我们身体的其他部分才能组合在一起。

骨的构成

骨主要由骨质、骨髓和骨膜3部分构成，有丰富的血管和神经组织。长骨的两端是呈窝状的骨松质，中部的是致密坚硬的骨密质，骨中央是骨髓腔，骨髓腔及骨松质的缝隙里是骨髓。

骨的化学成分

gǔ shì yóu yǒu jī wù hé wú jī wù zǔ chéng de yǒu jī wù zhǔ
骨是由有机物和无机物组成的，有机物主
yào shì dàn bái zhì shǐ gǔ jù yǒu yí dìng de rèn dù wú jī wù zhǔ
要是蛋白质，使骨具有一定的韧度；无机物主
yào shì gài zhì hé lín zhì shǐ gǔ jù yǒu yí dìng de yìng dù rén tǐ
要是钙质和磷质，使骨具有一定的硬度。人体
de gǔ jiù shì zhèyàng yóu yǒu jī wù hé wú jī wù zǔ chéng suǒ yǐ rén
的骨就是这样由有机物和无机物组成，所以人
gǔ jì yǒu rèn dù yòu yǒu yìng dù
骨既有韧度又有硬度。

→骨骼合理地连接在一起，使我们
运动或站立得更稳当。

柔韧的脊椎骨

rén de jǐ zhù yì bān shì yóu kuài jǐ zhuī gǔ hé qí jiān róu ruǎn de
人的脊柱一般是由33块脊椎骨和其间柔软的
jǐ zhuī pán zǔ chéng de zuì shàngmian de nà gēn zhuī gǔ zhī chēngzhe nǎo ké
脊椎盘组成的。最上面的那根椎骨支撑着脑壳，
tā shì gēn jù xī là shén huà lǐ ā tè lā sī de míng zì ér mìngmíng de
它是根据希腊神话里阿特拉斯的名字而命名的，
chuánshuō tā néngyòngshuāng jiān zhī chēngzhěng gè shì jiè
传说他能用双肩支撑整个世界。

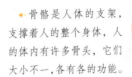

←骨骼是人体的支架，
支撑着人的整个身体，人
的体内有许多骨头，它们
大小不一，各有各的功能。

小档案

儿童的骨髓腔内
的骨髓是红色的，有造
血功能，长大后就会逐
渐失去造血功能。

骨骼的功能

gǔ gé néngbǎo hù nèi bù qì guān wéi chí shēn tǐ zī shì
骨骼能保护内部器官，维持身体姿势。
gǔ gé zhù cún shēn tǐ zhòngyào de kuàng wù zhì lì rú gài hé lín
骨骼贮存身体重要的矿物质，例如钙和磷。
gǔ gé gǔ gé jī jī jiàn rèn dài hé guān jié yì qǐ chǎnshēng
骨骼、骨骼肌、肌腱、韧带和关节一起产生
bìngchuán dì lì liàng shǐ shēn tǐ yùndòng qǐ lái
并传递力量，使身体运动起来。

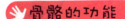

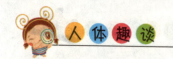
连接骨骼的关节

无论你是在行走，还是转动脑袋，或者是拿起一支笔，都需要运用关节。我们身体的所有运动都离不开关节的作用，它将骨与骨紧密地连接起来，使我们僵硬的骨骼变得灵活。

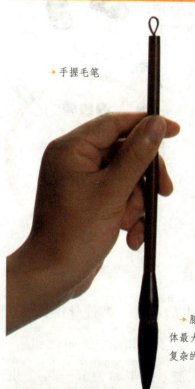

▶ 手握毛笔

▶ 膝关节是人体最大且构造最复杂的关节。

什么是关节

一块完整的骨头很坚硬，它不能自由地弯曲，但是在不同的骨头之间有一个连接点，这个连接点具有一定的活动能力，这里就是我们所说的关节，比如你弯曲自己的大拇指，就会看到位于两个指节之间的关节。

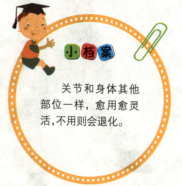

小档案

关节和身体其他部位一样，愈用愈灵活，不用则会退化。

灵活的关节

rén tǐ zuì líng huó de guān jié shì jiān guān jié kě zuò
人体最灵活的关节是肩关节，可做

qū shēn yùn dòng shōu zhǎn yùn dòng xuán nèi xuán wài hé
屈伸运动，收、展运动，旋内、旋外和

huán zhuǎn yùn dòng rén shǒu jiè jiān guān jié de líng huó yùn dòng
环转运动。人手借肩关节的灵活运动

kě yǐ chù dào tǐ biǎo de rèn hé bù wèi
可以触到体表的任何部位。

➤ 灵活的肩关节

关节疾病

xiàn dài yī xué yán jiū fā xiàn gè lèi gǔ guān jié jí
现代医学研究发现，各类骨关节疾

bìng rú tuì xíng xìng guān jié yán jiān zhōu yán gǔ zhì zēng
病，如退行性关节炎、肩周炎、骨质增

shēng děng bìng gēn jiù zài yú ruǎn gǔ děng guān jié bǎo hù
生等，病根就在于软骨等"关节保护

xì tǒng duì guān jié bǎo hù néng lì de sàng shī
系统"对关节保护能力的丧失。

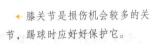

◀ 膝关节是损伤机会较多的关
节，踢球时应好好保护它。

膝关节

xī guān jié shì rén tǐ nèi zuì róng yì shòu sǔn shāng de guān jié hé
膝关节是人体内最容易受损伤的关节，和

zhǒu guān jié bú tài yí yàng zài xī guān jié wài biān hái yǒu yí kuài xī gài
肘关节不太一样，在膝关节外边还有一块膝盖

gǔ zhè kuài xī gài gǔ zhǐ yǔn xǔ xiǎo tuǐ xiàng hòu wān qū bìng qiě néng
骨，这块膝盖骨只允许小腿向后弯曲，并且能

gòu bǎo hù xī guān jié shǐ wǒ men xiàng qián tī zú qiú de shí hou bù zhì
够保护膝关节，使我们向前踢足球的时候不至

yú nòng shāng xī guān jié
于弄伤膝关节。

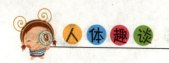
"挑大梁"的脊柱

人的脊柱很像房屋的大梁，从早到晚支撑着我们的身体，所以它又被人们称为"脊梁骨"。它由33块椎骨构成，每块椎骨的中心都有一个孔，这些孔构成一个管道，骨髓在其中穿行。

脊柱的构成

脊柱上端是7块较小的颈椎骨，胸椎骨有12块，它们不易移动。胸椎骨之下有5块腰椎骨，能够比较自如地运动。5块骶椎骨融合在一起形成一块弯曲的楔形骨，即骶骨。脊柱的下端是4块较小的椎骨，它们也融合在一起并构成三角形的尾骨。

"人体弹簧"

组成脊柱的椎骨之间，有一种被称为椎间盘的结构，好像弹簧那样有弹性。我们在走路、蹦跳时不会感到脑子震荡，就是依靠脊椎骨之间的"弹簧"抵消了震动。

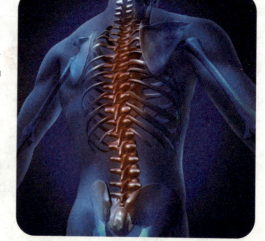
→脊椎

颈椎

jǐng zhuī wèi yú rén tǐ tóu bù xiōng bù yǔ shàng zhī zhī jiān
颈椎位于人体头部、胸部与上肢之间，
shì jǐ zhù zhuī gǔ zhōng tǐ jī zuì xiǎo dàn líng huó xìng zuì dà
是脊柱椎骨中体积最小，但灵活性最大、
huó dòng pín lǜ zuì gāo fù zhòng jiào dà de jié duàn yóu yú chéng
活动频率最高、负重较大的节段，由于承
shòu gè zhǒng fù hé láo sǔn shèn zhì wài shāng suǒ yǐ jí yì
受各种负荷、劳损，甚至外伤，所以极易
fā shēng bìng biàn
发生病变。

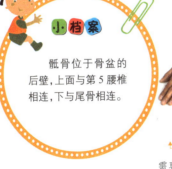

小档案

骶骨位于骨盆的后壁，上面与第5腰椎相连，下与尾骨相连。

↑ 颈椎为了适应视觉、听觉和嗅觉的刺激反应，需要有较大而敏锐的可动性，如环转运动。一般随年龄增长，颈部活动也逐渐受到限制。

腰椎

rén tǐ yǒu jié yāo zhuī měi jié yāo zhuī yóu qián fāng de zhuī tǐ hé hòu
人体有5节腰椎，每节腰椎由前方的椎体和后
fāng de fù jiàn zǔ chéng dāng zhuī tǐ chéng shòu fù zài shí yāo zhuī kě yǐ huǎn
方的附件组成。当椎体承受负载时，腰椎可以缓
chōng yā lì zài xíng zǒu tán tiào pǎo bù shí fáng zhǐ zhèn dàng lú nǎo
冲压力，在行走、弹跳、跑步时防止震荡颅脑，
tóng shí hái néng shǐ jǐ zhù yǒu zuì dà de huó dòng dù shǐ rén néng jìn xíng yāo bù
同时还能使脊柱有最大的活动度，使人能进行腰部
de gè zhǒng huó dòng
的各种活动。

尾骨

wěi gǔ chéng sān jiǎo xíng yóu kuài wěi zhuī jiē hé ér chéng
尾骨呈三角形，由3~5块尾椎接合而成，
shì rén lèi jìn huà hòu xiāo shī de wěi ba suǒ cán liú de bù fen
是人类进化后消失的"尾巴"所残留的部分。
wěi gǔ biǎo miàn shàng kàn hěn bù qǐ yǎn dàn què fēi cháng zhòng yào
尾骨表面上看很不起眼，但却非常重要。

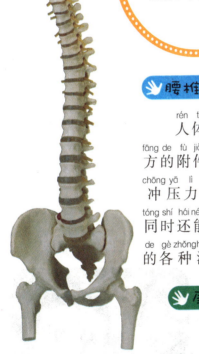

↑ 脊柱是人体重要的支柱，不论在你行走、跑步或者玩耍时，它都会支撑着你的身体。

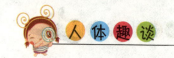

支撑面部的颅骨

颅 骨保护着大脑和部分感觉器官（眼、耳、鼻、舌），它看起来很像是一块骨，其实是由23块骨头组成的，这些骨与骨之间被关节紧紧地连接在一起。颅骨上面还有许多孔，供血管和神经穿越过。

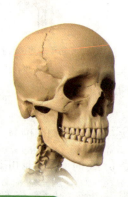

组成

颅骨由脑颅骨和面颅骨组成。脑颅骨可以保护大脑；而面颅骨则可以支撑面部，形成面部轮廓，由鼻骨、颧骨和颌骨3部分组成。

→颅骨分为脑颅和面颅两部分。脑颅位于后上方，略呈卵圆形，内为颅腔，容纳脑。面颅位于前下方，形成面部的基本轮廓，并参与构成眼眶、鼻腔和口腔。

头盖骨

颅骨上的圆顶就是头盖骨，由8块弯曲的片状骨融合而成。随着年龄的增长，这些骨头逐渐地连接在一起，使人的颅骨更坚硬。骨头连接处的曲折线条显而易见，这就是骨缝。

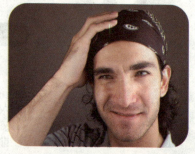

→头盖骨位置为头部的上方，约占头部的1/2，呈穹隆状，为大脑保护骨质层。

囟门

婴儿的颅骨之间有一小块软膜，称为囟门。囟门使婴儿的头可以变形以便脱离母体。出生几天后，婴儿的头就能恢复正常形状。两年内，囟门逐渐收缩并由骨头代替。

▶ 婴儿时期生长特别迅速，骨骼发育需要维生维D和钙。

玛雅水晶头骨制作之谜

1927年，英国一支探险队在中美洲发现了一颗与真人头骨一般大小的水晶头骨。水晶是世界上硬度最高的材料之一，用铜、铁或石制工具都无法加工它，而1 000多年前的玛雅人又是使用的什么工具呢？直到今天，它的制作还是一个谜。

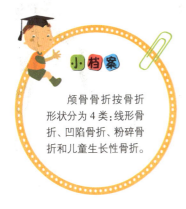

小档案

颅骨骨折按骨折形状分为4类：线形骨折、凹陷骨折、粉碎骨折和儿童生长性骨折。

颅骨骨折

颅骨骨折指颅骨受暴力作用所致的颅骨结构改变。颅骨骨折的伤者，不一定都有严重的脑损伤，颅骨骨折占颅脑损伤的15%～20%，可发生于颅骨的任何部位。婴幼儿的线形骨折常在3～4个月内愈合。

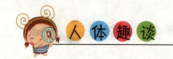

有力的肌肉

你可以挑动自己的眉毛，或者弯曲自己的手臂，这些动作都需要肌肉才能完成，我们身体里每一个动作的力量都来自肌肉。事实上，肌肉如果发挥出最大的威力，一定会让你大吃一惊。

肌肉内部构造

如果我们像一个细胞那么小，能够随意进入人的身体，那么当我们来到肌肉群中时，就会发现肌肉是由一道道钢缆一样的肌纤维捆扎起来的。这些钢缆组合成较粗较长的缆绳群组，当肌肉用力时，它们就像弹簧一样一张一缩。

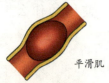

平滑肌　骨骼肌

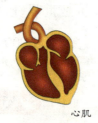

心肌

肌肉类型

肌肉可分为骨骼肌、平滑肌和心肌3种类型。骨骼肌连接着骨头，它的收缩能够带动有关的骨骼一起运动；平滑肌能自主地、有节律地收缩，帮助食物消化；心肌不停息地规律性收缩，支配血液循环。

↑ 在大脑的支配下，肌肉协助骨骼和关节帮助我们完成各种动作。

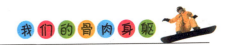
需要能量

一块肌肉就像一台发动机。它收缩时要消耗能量，释放热量和排泄废物。它从血液中吸取需要的两种物质：葡萄糖和氧气。葡萄糖是肌肉的燃料，氧气助燃以产生能量。肌肉也排泄废气，就是二氧化碳。

最大和最小的肌肉

肌肉占人体重量的1/3以上，其中绝大多数是骨骼肌，主要分布在全身各处的骨骼上。最大的肌肉是臀部和大腿根上的臀肌。最小的肌肉附着在耳朵里的小骨头上，长度不到1.2毫米。

做鬼脸

有些肌肉不能使骨头活动，比如你脸上的肌肉。我们的面部有40多块肌肉，因此我们能够做出各种面部动作，比如吐舌头、转动眼睛、动一动嘴唇和拉一拉自己的脸等，这些都需要肌肉才能办到。

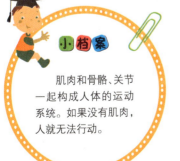
↑ 肌肉

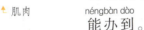

小档案

肌肉和骨骼、关节一起构成人体的运动系统。如果没有肌肉，人就无法行动。

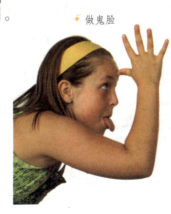
↓ 做鬼脸

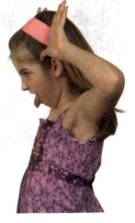

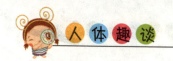
灵活的手

人手是人体上最灵活、触觉最敏感的运动器官。我们能够写字、画画、运用电脑和制造各种工具，这些都需要一双灵巧的手，当然这一切都是在神经系统的支配下完成的。

手影游戏

你玩过手影游戏吗？在灯光下，我们用两只手摆出一定的造型，墙上就会出现各种物体的形象，这就是手影。

手脑的关系

手指是全身最敏感的部位之一。在一块比1枚硬币还小的面积上，聚集着千千万万个神经细胞，它们能分辨所接触物体的冷热软硬和大小形状，其敏感程度比其他部位要高出1倍多。

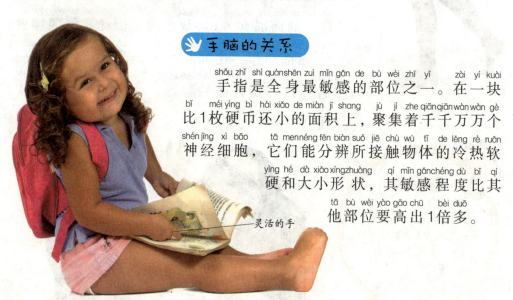

灵活的手

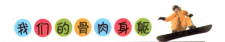

很多动作

shǒu shì rén tǐ zhōng zuì líng qiǎo de bù wèi　　 lì rú zài miǎozhōng
手是人体中最灵巧的部位，例如在1秒钟

nèi　　wǒ men de shǒuzhǎng kě yǐ kuài sù fāndòng hǎoduō cì
内，我们的手掌可以快速翻动好多次。

→ 举手

手的运动

shǒu zhǔ yào yóu xuè yè　　shén jīng　　jī ròu　　gǔ jià děng
手主要由血液、神经、肌肉、骨架等

suǒ zǔ chéng　　xuè yè tí gōngshǒu bù yíngyǎng　　shén jīngchuándǎo xìn
所组成，血液提供手部营养，神经传导信

hào gěi jī ròu　　zài yóu jī ròu de shōusuō dài dòng gǔ jià　　ér wán
号给肌肉，再由肌肉的收缩带动骨架，而完

chéngshǒu bù de dòngzuò　　shǒu huì zài dà nǎo yǒu yì shi de zhī pèi
成手部的动作。手会在大脑有意识的支配

xià　　zuò chū gè zhǒng gè yàng de dòngzuò
下，做出各种各样的动作。

↓ 在说话时做手势有助于思考、表达和记忆。
大脑在说话时会变得活跃的那一部分，在做手
势时同样也会活跃起来。

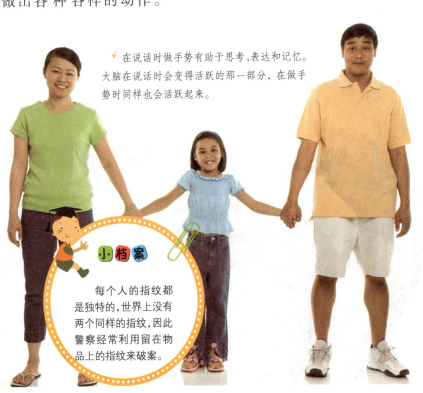

小档案

每个人的指纹都
是独特的，世界上没有
两个同样的指纹，因此
警察经常利用留在物
品上的指纹来破案。

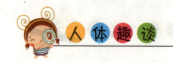
勤劳的脚

脚是支撑整个人体最重要的一部分，我们每天都在使用双脚。在很久以前人类的双脚和双手差不多，经过几百万年的进化，如今我们的双脚担负着行走和支撑身体重量的重任。

保持平衡

我们的每一只脚都是由26块骨头组成的，其上附着了107条韧带和19条肌肉，以及大量的神经和血管等，这些不同的组织合理地分布着，使我们能在站立的时候保持平衡。

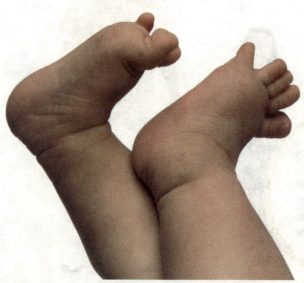

宝宝的脚

人一生大约走多远

如果我们每天走大约3千米的路程，那么我们一生所走的路程就要比地球的赤道周长还要长。由此可见，脚对我们有多么重要。

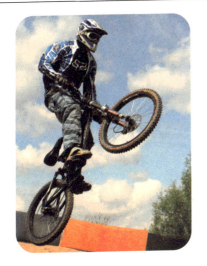

◀ 骑自行车

在比赛中

在体育比赛中，很多项目是腿脚力量的较量，如骑自行车、跳高、跳远和登山等。尤其是踢足球，不仅需要力量，还需要技巧。据估计，球员在一场足球赛中，每只脚累计的承受量超过1000吨。

散步

"饭后百步走，能活九十九"说明了散步对健康的重要性。人们通过散步，可以适当促进人体的心血管系统、呼吸系统和运动系统，从而促进机体的新陈代谢，达到缓解疲劳的目的。

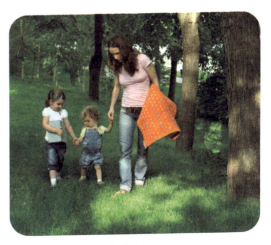

↑ 散步

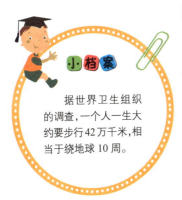

小档案

据世界卫生组织的调查，一个人一生大约要步行42万千米，相当于绕地球10周。

歪曲的路线

在一个空旷的地方画一条直线，试着闭上眼睛，看看你能不能沿着这条直线一直走下去，事实上在这种情况下，几乎没有人能这么做，这是因为我们左脚和右脚蹬地的力量大小是不一样的，这样就改变了行走方向。

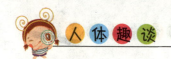
灵巧的运动

生命在于运动，保持健康的身体，离不开运动。人在运动的过程当中，身体的结构会随着运动而变化，因此加强了自身的体质，所以运动是人类离不开的一种活动方式。

运动的器官

从我们出生的那天开始，各种生命运动、行为活动就时时刻刻都在进行，一刻都没有停止过。我们的大脑并不是具体控制运动的器官，控制、指挥运动的器官主要是小脑。

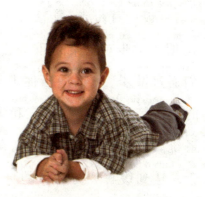

▲ 我们从小就能运动。

只能向内弯曲的手臂

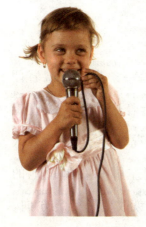

如果你注意观察，就会发现我们的手臂只能向内弯曲，这是因为控制手臂弯曲的肘关节只允许手臂伸直或向一个方向弯曲，而不能向外弯曲。

← 向内弯曲的手臂

体育运动

适当的体育锻炼有利于人体骨骼、肌肉的生长，增强心肺功能，改善血液循环系统、呼吸系统、消化系统的功能状况，有利于人体的生长发育，增强机体的适应能力。

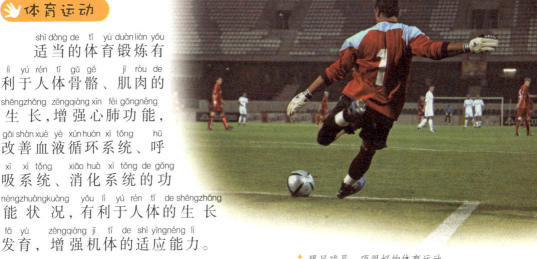

▲ 踢足球是一项很好的体育运动。

运动的执行

人体的大脑和小脑各自分工合作，共同完成运动的意向、计划、指挥、控制和执行。运动的执行则是由手、脚等肢体，配合着肌肉、骨骼、关节、神经等来完成的。

→ 手是运动的执行器官之一。人类的手指十分灵敏，五指能各自向内弯曲，并能左右轻微摆动，人类透过弯曲手指做出不同的手势。

小档案

有人估计，人类的双手可以做出一亿多种动作。

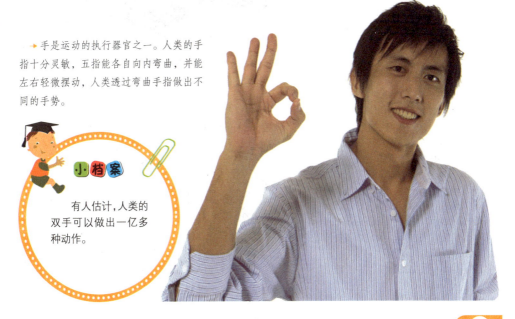

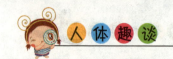
锐利的牙齿

牙齿是人体最坚硬的组织，位于口腔内。牙齿能切割和磨碎食物，使食物更容易消化，如果没有牙齿，我们消化一块面包的时间就要延长到一天。由此可见，健康有力的牙齿对我们的健康是多么的重要。

✋ 牙齿的类型

牙齿有3类：门齿、犬齿和臼齿。门齿是最醒目的牙齿，长在口腔的正前面，在一排牙齿的中心，它具有切割力，能把食物切断；门牙两边有一对尖利的牙齿，就是犬齿。犬齿用来撕裂柔韧性很强的食物；臼齿在口腔的最里面。大多数成人有28颗牙齿，有些人长出智齿后，总共有32颗。

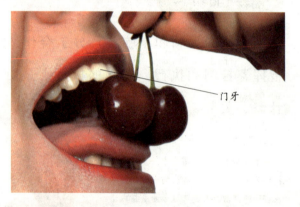

门牙

✋ 蛀牙

当食物的残渣长时间粘在牙齿上时，里面的细菌就会对食物残渣进行分解，产生出酸性物质，慢慢地把牙齿腐蚀出一个个小洞，就形成了蛀牙。

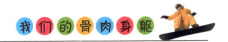

牙痛

yá chǐ suī rán hěn jiān yìng dàn yě huì bèi yì xiē
牙齿虽然很坚硬，但也会被一些
fǔ shí xìng wù zhì fǔ shí dāng yá chǐ de fà láng zhì bèi
腐蚀性物质腐蚀。当牙齿的珐琅质被
fǔ shí yǐ hòu nèi bù de yá suǐ jiù bào lù chū lái
腐蚀以后，内部的牙髓就暴露出来，
yá suǐ shang de shén jīng shòu dào cì jī rén men jiù huì
牙髓上的神经受到刺激，人们就会
yá téng suǒ yǐ píng shí yào zhù yì bǎo hù yá chǐ
牙疼，所以平时要注意保护牙齿。

➤ 牙疼时人会觉得很难受。

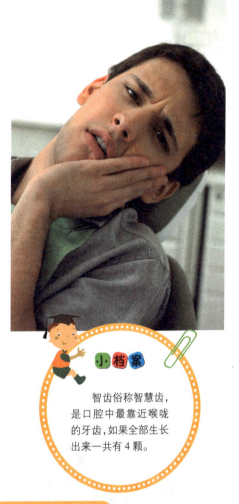

牙齿的构造

yá chǐ yóu yá yòu zhì yá běn zhì hé yá gǔ zhì
牙齿由牙釉质、牙本质和牙骨质
céngyìng zǔ zhī yǐ jí zuì lǐ miàn de yá suǐ ruǎn zǔ zhī
3 层硬组织以及最里面的牙髓软组织
gòuchéng biǎocéng shì yá yòu zhì shì rén tǐ zuì jiān yìng
构成。表层是牙釉质，是人体最坚硬
de wù zhì yá de zhōngyāng yǒu yá suǐ qiāng qiāng nèi
的物质。牙的中央有牙髓腔，腔内
chōngmǎn yá suǐ bìng yǒu fēng fù de xuèguǎn hé shén jīng
充满牙髓，并有丰富的血管和神经。

小档案

智齿俗称智慧齿，
是口腔中最靠近喉咙
的牙齿，如果全部生长
出来一共有 4 颗。

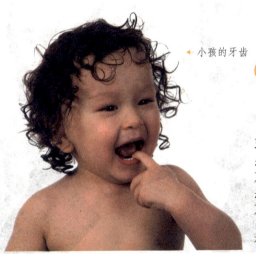

◀ 小孩的牙齿

乳牙和恒牙

rén de yì shēngzhōng gòngyǒu liǎng fù yá chǐ
人的一生中，共有两副牙齿：
rǔ yá hé héng yá rǔ yá shì zài chūshēngbàn suì
乳牙和恒牙。乳牙是在出生半岁
zuǒ yòu méng chū liǎng suì bàn hòu chū qí kē
左右萌出，两岁半后出齐，20 颗
zuǒ yòu dào suì yǐ hòu rǔ yá zhú jiàn tuō luò
左右；到 7 岁以后，乳牙逐渐脱落，
bèi héng yá suǒ dài tì
被恒牙所代替。

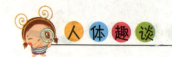
保护盾指/趾甲

指甲是人体皮肤上的附属器官，具有保护手指和脚趾的作用。指（趾）甲是由角蛋白形成的，因此非常坚硬。由于指甲本身没有生命，所以，我们剪指（趾）甲时不会感觉到疼痛。

指甲的生长速度

人的手指甲每周长 0.05 厘米，是脚趾甲生长速度的 4 倍。其中中指指甲的生长速度最快，而且指甲在夏季比在冬季长得快。

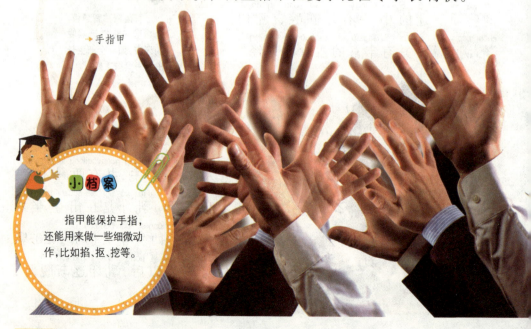

→手指甲

小档案

指甲能保护手指，还能用来做一些细微动作，比如掐、抠、挖等。

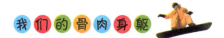

指甲的颜色

人的指甲大部分都是粉红色的，这是因为指甲下面的皮肤里有血管。每个指甲根部的半月形状是白色的，因为这一部分指甲没有紧贴在下面的皮肤上。

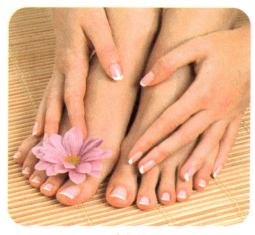

↑ 指甲

指甲中的污垢

指甲如果留得太长了，里面容易窝藏病菌。据调查，在1克指甲垢中就有40亿个细菌，这么多的细菌能在搔痒时使皮肤发炎，也能随食物进入体内，所以，为了健康必须勤剪指甲。

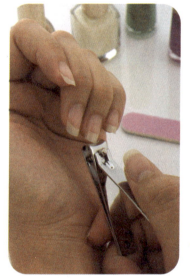

← 勤剪指甲，清除指甲中的污垢。

如何剪指甲

指甲长了就需要修剪，但一定要讲究方法。最重要的是，不要把指甲剪得太短，尤其是两边不能剪得太深，否则，边缘处新生出的指甲会陷到皮肉中。

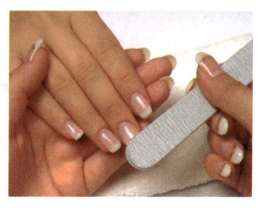

↑ 修剪指甲

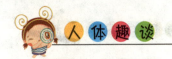
调节体温的毛发

我们的身体上有不计其数的毛发，可分为3大类：一类是软长毛发，如头发、腋毛等；第二类是硬短毛发，如眼睫毛、眉毛、鼻毛等；最后一类是数量最多的汗毛。

毛发的作用

人类祖先的毛发比现代人类的多，他们靠毛发保暖，我们靠衣服保暖。毛发还有其他功能：头上的毛发保护我们的头部免受日晒，眼睫毛可避免汗水滴进眼睛里。每根毛发的表层都有些细纹，可以防止污物或灰尘进入皮肤。

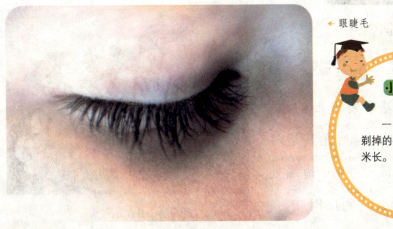

← 眼睫毛

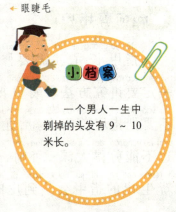

小档案

一个男人一生中剃掉的头发有 9 ~ 10 米长。

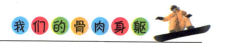
胡子的象征

在古代，男人的胡子被认为是权势和力量的象征。例如，古埃及的法老在庆典时，必须要戴上长长的假胡子，以显示崇高的地位和男性的智慧。

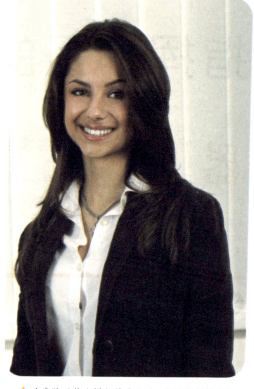

头发的颜色

人的头发大约有10万根，头发的颜色和人皮肤的颜色同样取决于黑色素的含量。深色头发含有的黑色素量多，金色的头发则含有较少的黑色素。

↑ 头发除了使人增加美感之外，主要是保护头脑。夏天可防烈日，冬天可御寒冷。

头发

头发的力量

头发的力量非常强大，曾经有人做过一个试验，一根头发能吊住170克重的物体，相当于一个大苹果的重量。据估计，一根用100根头发拧成的绳子能吊起一个正常体重的成年男子。

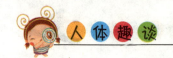

指挥神经的系统

器官与器官之间需要交换信息，人体还要接收来自周围环境的信息。有一个系统承担着这项交流工作，这就是由中枢神经系统和周围神经系统组成的神经系统。人体的神经系统包括脑、脊髓和周围神经。

神经

神经是由一束又长又细的神经元细胞组成的，它能传递各种快速运行的电信号。人的体内有3种神经元，即感觉神经元、运动神经元和联络神经元，它们组成了复杂的神经系统。

小档案

除头部外，人体大部分感觉都必须通过脊髓传到大脑，大脑发出命令也由脊髓传递给身体各部位。

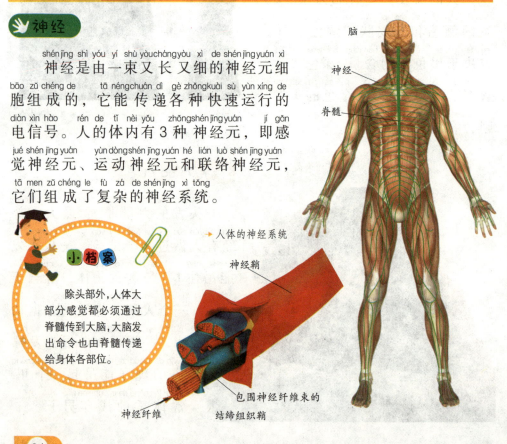

人体的神经系统

脑

神经

脊髓

神经鞘

神经纤维

包围神经纤维束的结缔组织鞘

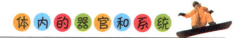

神经系统的构成

人的神经系统由中枢神经系统和周围神经系统两部分组成。中枢神经系统是脑和脊髓，周围神经系统是从脑或脊髓发出的，遍布全身的神经网络。脊髓是神经系统的重要组成部分，分别管理着人的内脏和躯干的一系列活动。

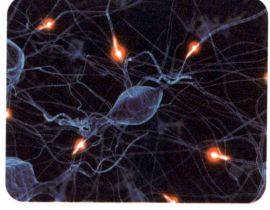

→ 神经细胞

从头到脚的神经

神经对称地布满人的全身。12对颅神经从脑部出发，通过头部、颈部、肺部、胃和肠道。31对脊神经从脊髓出发通往四肢、皮肤和肌肉。

↱ 神经系统主要由3大系统组成，各系统之间以脑神经为中心，分工协同，共同实现心理功能。

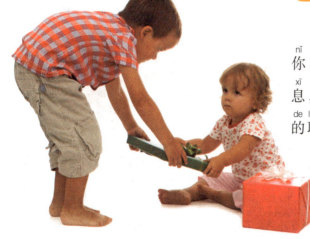

神经工作

如果某种物体触碰了你，感觉神经元就会获得信息，并将信号传递给脊髓中的联络神经元，联络神经元再将信号传递给一个或几个运动神经元，接着大脑就会做出反应。

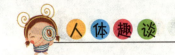
输送养料的系统

生命离不开饮食营养，饮食离不开消化，每天我们都在摄取各种有能量的物质，也在不断地排出体内的垃圾废物，完成新陈代谢过程。消化与吸收是人体补充能量的过程，同时也是完成身体内外平衡的过程。

消化和吸收

食物在消化管内被分解成结构简单、可被吸收的小分子物质的过程就称为消化。这种小分子物质透过消化管黏膜上皮细胞进入血液和淋巴液的过程就是吸收。对于没被吸收的残渣部分，消化系统会通过大肠以粪便形式排出体外。

→ 人必须依靠食物来获得能量，完成本身对能量的需求和与外界活动所需要的能量需要。

肝脏

胃

大肠

小肠

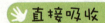
直接吸收

食物中的营养物质除维生素、水和无机盐可以被直接吸收利用外，蛋白质、脂肪和糖类等物质都不能被直接吸收，它们需要在消化系统内被分解为结构简单的小分子物质，才能被吸收利用。

组成部分

消化系统像一个食品加工厂，有序地补充着生命体的能量需求。它由消化道和消化腺两部分组成。人体摄取的能量物质，经过消化道和消化腺后变成了自己本身的能量。

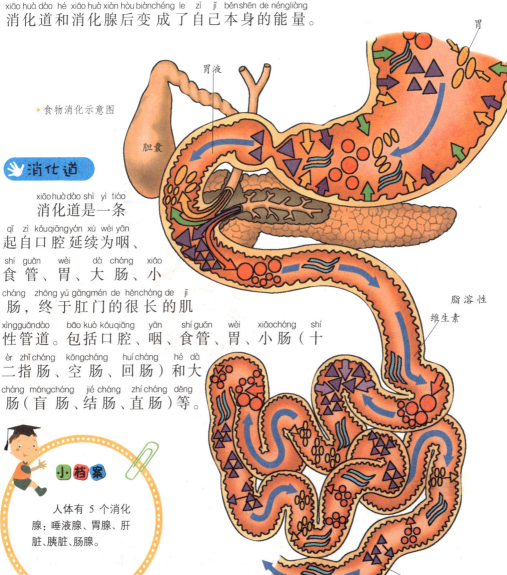

▶ 食物消化示意图

胃

胃液

胆囊

脂溶性维生素

各种维生素

消化道

消化道是一条起自口腔延续为咽、食管、胃、大肠、小肠，终于肛门的很长的肌性管道。包括口腔、咽、食管、胃、小肠（十二指肠、空肠、回肠）和大肠（盲肠、结肠、直肠）等。

小档案

人体有 5 个消化腺：唾液腺、胃腺、肝脏、胰脏、肠腺。

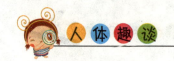
负责呼吸的系统

呼 吸系统是呼吸器官的总称，由呼吸道和肺两部分组成。呼吸系统通过气体交换和血液循环，将氧气运送到各个器官，维持人体新陈代谢的需要。

构成

呼吸系统包括呼吸道（鼻、咽、喉、气管、支气管）和肺。呼吸器官的共同特点是壁薄、面积大、湿润，分布着丰富的毛细血管。进入呼吸器官的血管含少氧血，离开呼吸器官的血管则含多氧血。

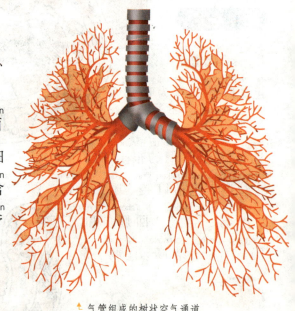

▲ 气管组成的树状空气通道

呼吸过程

空气通过我们的鼻孔进入，然后下到气管，再下到支气管，最后进入肺部。支气管又可分为许多更小的管，它的末梢有一些肺泡，肺泡上有一层毛细血管。氧从肺泡渗进血液中，再输送到周身的细胞里。

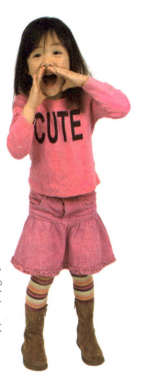

肺

肺是非常复杂的器官，它是呼吸系统的主要器官，也是气体交换的场所。它位于胸中，上通喉咙，左右各一，在人体脏腑中位置最高。

→ 呼吸道的过滤和清洁作用阻挡和清除了随空气进入呼吸道的颗粒、异物，使进入肺泡的气体几乎是清洁无菌的。呼吸道有各种不同的机制来防止异物到达肺泡。

呼吸道

呼吸道是气体进出肺的通道，由鼻、咽、喉、气管和支气管组成，由骨或软骨作为支架。呼吸道的主要作用是保证气体顺畅通过，对吸入的气体进行处理。

呼吸

机体与外界环境之间的气体交换过程，称为呼吸。通过呼吸，机体从空气中摄取新陈代谢所需要的氧气，排出所产生的二氧化碳，因此，呼吸是维持机体新陈代谢和其他功能活动所必需的基本生理过程之一。一旦呼吸停止，生命也将终止。

小档案

呼吸过程不仅依靠呼吸系统来完成，还需要血液循环系统的配合。

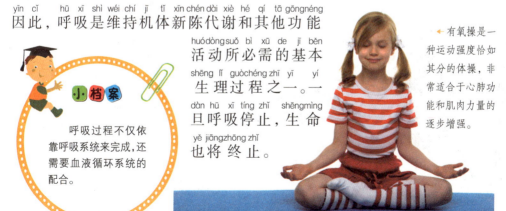

← 有氧操是一种运动强度恰如其分的体操，非常适合于心肺功能和肌肉力量的逐步增强。

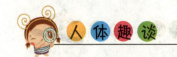

调节分泌的系统

大脑从总体上控制着人的身体。它使用两套不同的系统向身体传递信息——神经系统和内分泌系统。内分泌系统是机体的重要调节系统，它与神经系统相辅相成，共同调节着机体的生长发育和各种代谢。

什么是内分泌系统

内分泌系统是指一群特殊化的细胞组成的内分泌腺。它们包括垂体、甲状腺、甲状旁腺、肾上腺、性腺、胰岛、胸腺及松果体等。这些腺体分泌高效能的有机化学物质——激素，经过血液循环传递化学信息到各个器官，起到兴奋或抑制的作用。

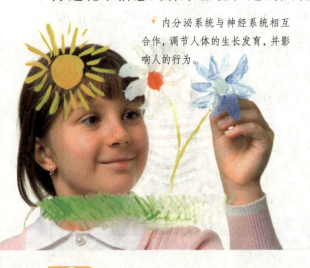

内分泌系统与神经系统相互合作，调节人体的生长发育，并影响人的行为。

内分泌中心

在人的大脑底部，有一颗像豌豆那样大小的腺体——脑垂体，重量只有0.5~1克，约为人体的1/5 000，但它却是人体内分泌的中心，负责分泌生长激素和一些其他激素。

内分泌失调

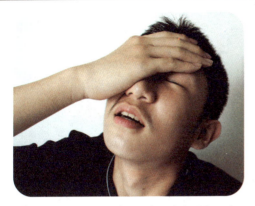

任何一种内分泌细胞的功能失常，都会导致一种激素分泌过多或缺乏，从而引起各种疾病，使身体不能进行正常的生长、发育、生殖，不能进行正常的新陈代谢活动。

心理因素也是引起内分泌失调的重要原因。我们要承受来自各方面的压力，这种紧张状态和情绪改变反射到神经系统，就会造成内分泌失调。

胰

胰又称"胰腺"，是一个细细的三角状的腺体，长约1.5厘米，淡红色。它能分泌胰岛素和高血糖素等，有调节糖代谢的作用。胰岛素是在细胞团里产生的，这种细胞团称为"胰岛"。

胰腺是我们身体腹部深处不显眼的小器官，它虽小，但作用非凡，可以说，它是人体中最重要的器官之一。因为它是一个有外分泌功能的腺体，它的生理作用和病理变化都与生命息息相关。

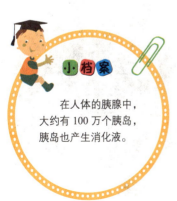

小档案

在人体的胰腺中，大约有100万个胰岛，胰岛也产生消化液。

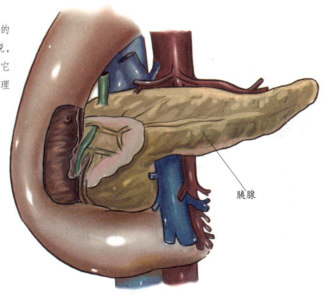

胰腺

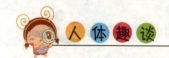
处理废物的系统

泌尿系统由肾、输尿管、膀胱及尿道组成，主要功能是排泄。它就像一个废水处理系统，把人体代谢产生的废物和多余的水分由血液送到肾，在肾里形成尿液，然后经输尿管、膀胱、尿道排出体外。

排泄

排泄是指机体代谢过程中所产生的各种不为机体所利用或者有害的物质向体外输送的生理过程。被排出的物质一部分是营养物质的代谢产物，另一部分是衰老的细胞破坏时所形成的产物。

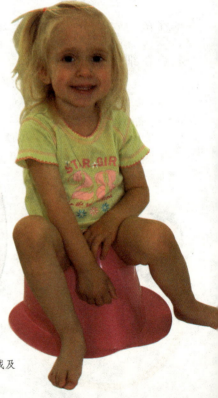

排出有害物质

在我们身体细胞活动的时候，会产生一些有害的物质，比如尿素，这些尿素会溶入水中，最后被排出体外，其中我们最熟悉的就是尿和汗水了。

→憋尿会对膀胱造成压力，影响身体健康，尤其是儿童，要养成及时排尿的习惯。

🖐 出汗

tiān rè de shí hou，wǒ men jiù huì chū hàn，shí jì shang jí shǐ zài
天热的时候，我们就会出汗，实际上即使在

hán lěng de dōng tiān，wǒ men yě huì chū hàn，yīn wèi hàn shuǐ kě yǐ dài zǒu
寒冷的冬天，我们也会出汗，因为汗水可以带走

xǔ duō shēn tǐ fèi wù，bǐ rú yán fen hé niào sù děng，zhè shì duì shēn tǐ
许多身体废物，比如盐分和尿素等，这是对身体

yǒu yì de pái xiè
有益的排泄。

➡ 出汗也是人体排泄的一种方式。

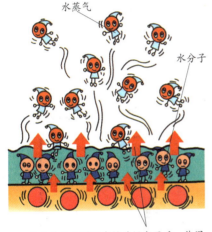

水蒸气
水分子

身体的热传到温度低的汗水里后，体温就会下降，同时排泄出一部分废物。

🖐 人体的排泄途径

wǒ men de shēn tǐ yǒu hǎo jǐ zhǒng pái xiè tú jìng
我们的身体有好几种排泄途径：

yóu hū xī qì guān pái chū，zhǔ yào shì èr yǎng huà tàn hé
由呼吸器官排出，主要是二氧化碳和

yí dìng liàng de shuǐ，shuǐ yǐ shuǐ zhēng qì xíng shì suí hū chū
一定量的水，水以水蒸气形式随呼出

qì pái chū；yóu pí fū pái xiè，zhǔ yào shì yǐ hàn de
气排出；由皮肤排泄，主要是以汗的

xíng shì yóu hàn xiàn fēn mì pái chū tǐ wài，qí zhōng chú shuǐ
形式由汗腺分泌排出体外，其中除水

wài，hái hán yǒu lǜ huà nà hé niào sù děng；yǐ niào de
外，还含有氯化钠和尿素等；以尿的

xíng shì yóu shèn zāng hé shū niào guǎn pái chū
形式由肾脏和输尿管排出。

🖐 膀胱

chéng rén de bǎng guāng róng liàng，háo shēng，dāng bǎng
成人的膀胱容量300~500毫升，当膀

guāng zhù cún niào yè dá yí dìng liàng（400~500毫升）时就
胱贮存尿液达一定量（400~500毫升）时就

huì chǎn shēng niào yì，dà nǎo jiē dào zhè yī xìn xī，biàn huì fā chū
会产生尿意，大脑接到这一信息，便会发出

zhǐ lìng，ràng bǎng guāng jī ròu shōu suō，bǎ niào jīng niào dào pái chū tǐ
指令，让膀胱肌肉收缩，把尿经尿道排出体

wài。yóu yú xiǎo ér de dà nǎo hái méi yǒu fā yù wán shàn，suǒ yǐ
外。由于小儿的大脑还没有发育完善，所以

huì chū xiàn niào chuáng xiàn xiàng
会出现尿床现象。

小档案

汗也是人体排泄的液体，它是一种盐水液，含有体内代谢的废物。

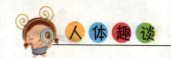

护卫健康的系统

淋 巴系统是一个遍布全身的网状液体系统，它与心血管系统密切相关，是人体重要的防卫系统。如果人体受伤后组织肿胀，就要靠淋巴系统来排除积聚的液体，以便恢复正常的液体循环。

淋巴结

淋巴结是一个拥有数十亿个白细胞的"小型战场"。当感染时，外来的入侵者和免疫细胞都聚集在这里，淋巴结就会肿大。肿胀的淋巴结是一个很好的信号，它正告诉你身体受到感染，而你的免疫系统正在努力地与病毒"作战"。

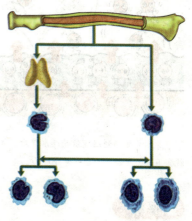

淋巴细胞的分化示意图

最大的淋巴器官

脾脏是人体中最大的淋巴器官，位于左上腹部，主要功能是过滤和储存血液。它是一台"过滤器"，当血液中出现病菌时，脾脏中的巨噬细胞、淋巴细胞就会将其吃掉。此外，脾脏还有产生淋巴细胞的功能。

艾滋病

艾滋病病毒是一种专门攻击淋巴细胞的病毒，这种病毒本身不会引发任何疾病，但是当免疫系统被艾滋病病毒破坏后，人体抵抗能力过低，丧失复制免疫细胞的功能，就会感染其他的疾病，导致死亡。

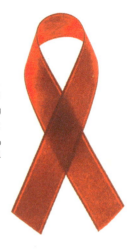

→ 艾滋病标志

扁桃体

扁桃体就是我们咽腭部类似淋巴结的组织。我们每天要吃食物，这些食物中可能携带有病毒，扁桃体就担负起阻止这些病毒的作用，使这些病毒不至于扩散到身体其他地方去。

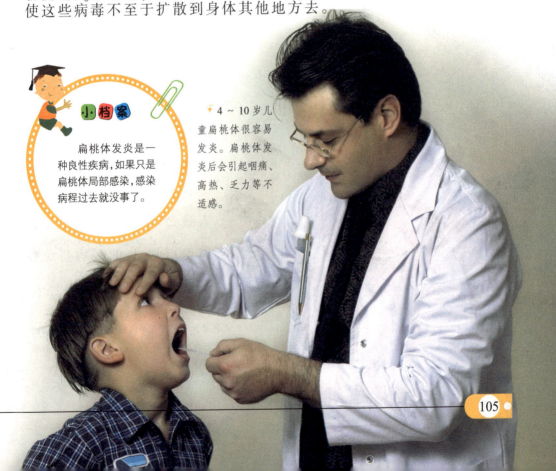

小档案

扁桃体发炎是一种良性疾病，如果只是扁桃体局部感染，感染病程过去就没事了。

4～10岁儿童扁桃体很容易发炎。扁桃体发炎后会引起咽痛、高热、乏力等不适感。

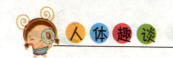
自我防御系统

人体免疫系统是生命的卫士，它像一支精锐的军队，昼夜不停地保护着我们的健康。在任何一秒内，免疫系统都能调派不计其数和不同职能的免疫"部队"从事复杂的任务，以确保我们的身体免受病菌的入侵。

重要的免疫系统

免疫系统不仅时刻保护我们免受外来入侵物的危害，同时也能预防体内细胞突变引发癌症的威胁。如果没有免疫系统的保护，即使是一粒灰尘就足以让人致命。医学研究显示，人体90%以上的疾病与免疫系统功能失调有关。

人体免疫系统对人类的健康起着举足轻重的作用，如果它的功能不稳定，人类很有可能会被病毒、细菌这些病原体侵害、折磨。

组成

免疫系统是人体抵御病菌侵犯最重要的保卫系统。它由免疫器官、免疫细胞和免疫分子组成。免疫器官有骨髓、胸腺、脾脏、淋巴结、扁桃体、小肠集合淋巴结、阑尾等；免疫细胞有淋巴细胞、肥大细胞、血小板等；免疫分子包括免疫球蛋白、干扰素等。

→ 免疫系统

共同协调

人体免疫系统的结构非常复杂，它由人体多个器官共同协调运作。骨髓和胸腺是人体主要的淋巴器官，外围的淋巴器官则包括扁桃体、脾、淋巴结、集合淋巴结与盲肠。这些关卡都是用来防御入侵的毒素及微生物。

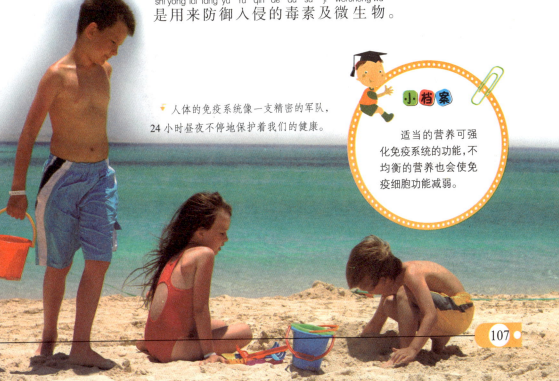

▽ 人体的免疫系统像一支精密的军队，24 小时昼夜不停地保护着我们的健康。

小档案

适当的营养可强化免疫系统的功能，不均衡的营养也会使免疫细胞功能减弱。

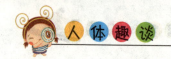

什么叫器官

人体是由细胞构成的，相同或类似的细胞构成了人体组织，如肌肉、神经组织等。器官则是由一些相互协作的人体组织构成的，能行使一定功能的结构单位，如心与肺。

多样的器官

人体器官多种多样，有感觉器官，如眼、耳、鼻、舌等；有内脏器官，如心、肝、肺等；还有不少器官容易被人忽略，不认为是器官，如骨骼肌和皮肤等。

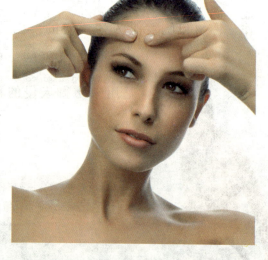

→皮肤

器官移植

今天，如果人体的某个器官运行不正常或者受到了损伤，就可以通过手术，由医生进行更换，即移植。器官移植的目的是用健康的器官替代损坏的或功能丧失的器官，提供器官的可以是在世的人，也可以是刚刚去世的人。

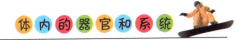

人工器官

人工器官是用人工材料制成，能部分或全部代替人体自然器官功能的机械装置。目前，不少人工制造的器官已经成功地用于临床，较为著名的人工制造器官包括人工肾、人工心肺、人工喉等，这些人工器官修复了病人病损器官功能，挽救了病人的生命。

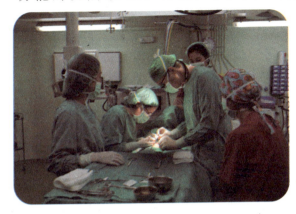

◄ 医生正在救治病人。

维生器官

维生器官是人体内维持生命的器官，如果人体内的维生器官不能完全正常运行，人就有可能死亡。人体最主要的维生器官有脑部、心脏、肺部和肝脏。

→ 大脑是人类重要的维生器官。

小档案

肝脏是人体中最大的器官，成人的肝脏重量约为1.5千克，相当于6个中等大小的橘子。

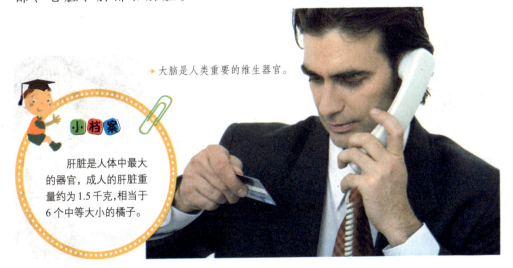

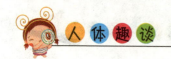
五官各不同

我们通常所说的"五官"指的是人体的眼、耳、鼻、舌、口5个器官。其中眼睛和耳朵是对称分布，其他3个则分布在人脸的正中，"五官"共同构成了人脸部的外貌。

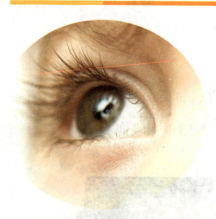

↑ 眼睛

👋 眼睛

我们常说"眼睛是心灵的窗户"，人类能看到周围的人和事物，依靠的就是双眼。眼睛是人类最重要的感觉器官，大脑中大约有80%的知识和记忆都是通过眼睛获取的。

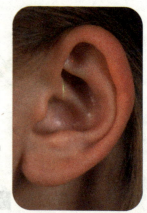

→ 耳朵

👋 耳朵

耳朵是人类的听觉器官，它具有辨别振动的功能，能将振动发出的声音转换成神经信号，然后传给大脑。在脑中，这些信号又被翻译成我们可以理解的词语、音乐和其他声音。

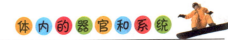

🖐 鼻子

bí zi jì shì xiù jué qì guān yě shì hū xī qì guān tā tōng guò
鼻子既是嗅觉器官，也是呼吸器官，它通过

hū xī jiāng qì wèi xī rù bí kǒng bí zi lǐ miàn de máozhuàng qì wèi gǎn yìng
呼吸将气味吸入鼻孔，鼻子里面的毛状气味感应

qì guān huì chá jué chū zhèzhǒng qì wèi bìngjiāng xìn xī chuán gěi dà nǎo xíng
器官会察觉出这种气味，并将信息传给大脑，形

chéng xiù jué
成嗅觉。

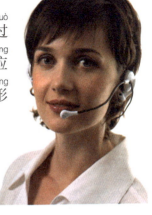

➡ 鼻子

🖐 口腔和舌

kǒuqiāng shì rén tǐ shè rù shí wù de mén hù suǒ yǒu de shí wù dōu yào tōngguò kǒuqiāng cái néng jìn
口腔是人体摄入食物的门户，所有的食物都要通过口腔才能进

dào dù zi li jìn xíng xiāo huà xī shōu shé tou zé wèi yú kǒuqiāng nèi bù tā shì yí gè néngràng rén men
到肚子里进行消化吸收。舌头则位于口腔内部，它是一个能让人们

gǎn jué dào suān tián kǔ xiánděng wèi dao de gǎn jué qì guān rén menzhèng shì yīn wèi yǒu le wèi jué
感觉到酸、甜、苦、咸等味道的感觉器官，人们正是因为有了味觉

qì guān cái néng pǐn chángduōzhǒngduōyàngměi wèi de shí wù
器官，才能品尝多种多样美味的食物。

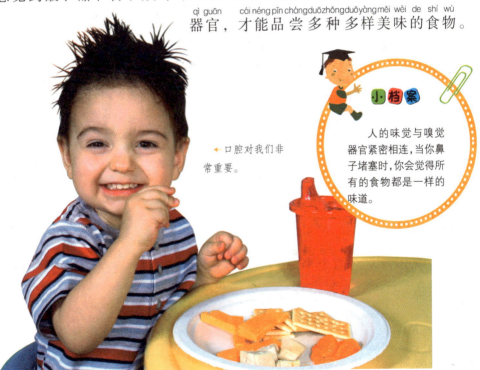

⬅ 口腔对我们非
常重要。

小档案

人的味觉与嗅觉
器官紧密相连，当你鼻
子堵塞时，你会觉得所
有的食物都是一样的
味道。

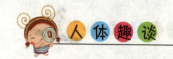

总指挥大脑

大脑控制着人体的行为活动，接收来自感官的信息。大脑是意识、情感、记忆、思想和语言的中心，是支配人体各个系统的中心枢纽。我们进入睡眠后，大脑还在工作，它的工作节奏根据睡眠的不同阶段而变化着。

大脑的构造

大脑是由约 140 亿个神经细胞构成的，这些细胞连接成一个网络以传递信号。它们看上去像一团核桃仁状的豆腐脑，非常柔软、娇嫩，但令人难以置信的是，一个细胞可能连接着另外 20 万个细胞。

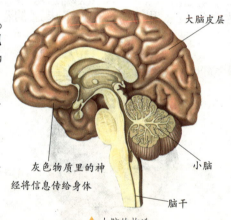

大脑皮层

小脑

灰色物质里的神经将信息传给身体

脑干

▲ 大脑的构造

脑的内部

大脑分为左右两个半球，一般左脑具有语言、概念、数字、分析、逻辑推理等功能；右脑具有音乐、绘画、空间几何、想象、综合等功能。大脑皮层是思考的区域；小脑负责人体的肌肉和身体的平衡；脑干控制血液循环系统、呼吸系统等。

大脑皮层

dà nǎo de biǎocéng bù fēn jiào dà nǎo pí céng　　pí céng
大脑的表层部分叫大脑皮层，皮层

biǎomiàngāo dù kuòzhǎnjuǎn qū　xíngchéng xǔ duō de gōu hé liè
表面高度扩展卷曲，形成许多的沟和裂。

dà nǎo pí céng shì nǎo bù zuì zhòngyào de bù fen　　jǐ hū suǒ
大脑皮层是脑部最重要的部分，几乎所

yǒu de xìn xī dōu huì chuán dì dào nà lǐ　　děng tā zuò chū pàn
有的信息都会传递到那里，等它做出判

duànhòu　zài xiàngshēn tǐ de gè gè bù wèichuán dì xìn xī
断后，再向身体的各个部位传递信息。

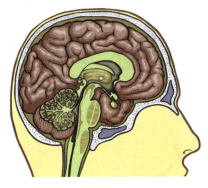

▲ 人的大脑

布洛卡区

bù luò kǎ shì fǎ guó wài kē yī shēng　jiě pōu xué jiā jiān rén lèi xué jiā　céng zài bā lí dān rèn wài
布洛卡是法国外科医生、解剖学家兼人类学家，曾在巴黎担任外

kē jiào shòu　tā fā xiàn dà nǎo wài céngyǒu yí kuài qū yù　zhuānmén fù zé xié tiáoshēng dài hé jǐng bù jī
科教授。他发现大脑外层有一块区域，专门负责协调声带和颈部肌

ròu　yǐ fā chūshēng yīn　zhè kuài qū yù jiù shì yǔ yán qū　hòu lái bèi chēng wèi　bù luò kǎ qū
肉，以发出声音。这块区域就是语言区，后来被称为"布洛卡区"。

大脑的食物

dà nǎo xiāo hào de néngliàngzhàn rén tǐ de　　　yīn cǐ
大脑消耗的能量占人体的1/5，因此

tā bì xū yī kào xuè yè bù duàn de wèi tā tí gōngchōng zú de
它必须依靠血液不断地为它提供充足的

yǎng hé yíngyǎng　rú guǒ dà nǎogōngxuè bù zú　wǒ men jiù
氧和营养。如果大脑供血不足，我们就

huì gǎn jué dào tóu yūn
会感觉到头晕；

rú guǒ quēyǎng　nǎo xì
如果缺氧，脑细

bāo zài jǐ fēn zhōng zhī nèi
胞在几分钟之内

jiù huì sǐ wáng
就会死亡。

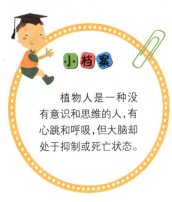

小档案

植物人是一种没有意识和思维的人，有心跳和呼吸，但大脑却处于抑制或死亡状态。

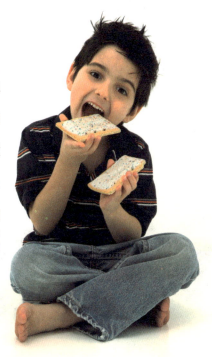

→ 补充食物

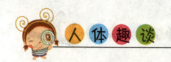
人体生物钟

人体内有一个24小时的"时钟"，这个"时钟"就是我们常说的生物钟。生物钟是由大脑里的某个腺体支配的，它负责告诉你身体什么时候该入睡，什么时候要起床。

生物钟

在非洲的密林里有一种虫子，它每过1小时就变换一种颜色，在那里生活的人们就把这种小虫捉回家，按它变色来推算时间。这种虫子体内的"时钟"，就是我们所说的生物钟。其实，除了动物和植物，甚至微小的细菌也有生物钟。

遵守时间

你知道吗？从你一出生，你的体内就有了生物钟。例如，测量脉搏就可以知道心跳的规律；作息时间也会形成固定的"生物时钟"，让你习惯什么时候上学，什么时候吃饭。

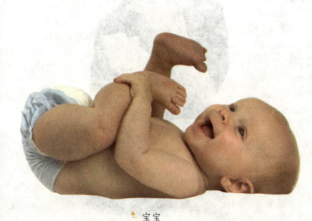
↑宝宝

有趣的"鸟钟"

许多生物都存在着有趣的生物钟现象。在南美洲的危地马拉有一种第纳鸟，它每过30分钟就会"叽叽喳喳"地叫上一阵，而且误差只有15秒，所以那里的居民就用它们的叫声来推算时间，这些鸟因此被称为"鸟钟"。

◄ 人体内的生物钟会告诉我们什么时候吃饭，什么时候休息。

生物钟调整

到了冬季，我们会感到食欲大大增加了，其实，这并不是因为冬天人体需要更多的热量，而是由于人体的"激素钟"在寒冷的气候下，运转有所改变造成的。

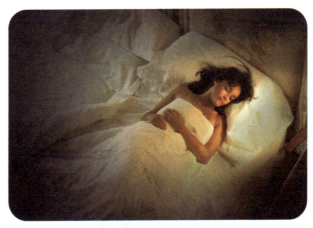

↑ 睡眠

小档案

如果穿越不同的时区，人体里的生物钟就会紊乱。

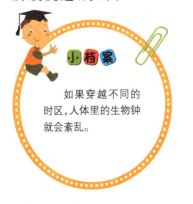

死亡激素

过去，人们以为人之所以死亡，是由于"人体机器"被磨损的缘故。但现在普遍认为与生物钟有关，也就是说，人生到了一定的时候，体内会分泌某种死亡激素而导致人体死亡。

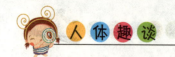
什么是脉搏

当心脏将血液输送到全身时，动脉血管会随着心脏的收缩和血压的变化产生搏动，这就叫做脉搏。脉搏和心脏的跳动是一致的，因此可以用脉搏的跳动来计算心跳的次数。

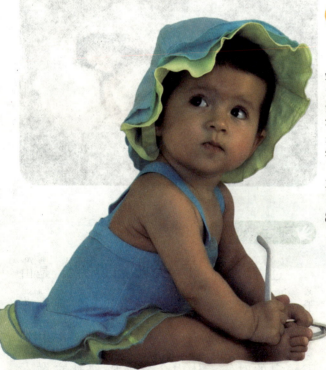

不同年龄的人脉搏的跳动次数也不同。

不同人的脉搏

脉搏受年龄的影响，婴儿每分钟120～140次，幼儿每分钟90～100次，学龄期儿童每分钟80～90次，成年人每分钟70～80次。

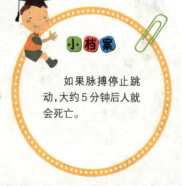

小档案

如果脉搏停止跳动，大约5分钟后人就会死亡。

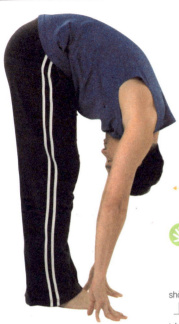

运动和脉搏

duì yí gè chéngnián rén lái shuō zhèngcháng qíngkuàng xià de
对一个成年人来说，正常情况下的
mài bó shì měi fēn zhōng cì dàn shì rú guǒ ràng tā
脉搏是每分钟70～80次，但是，如果让他
shēn bèi zhòng wù bēn pǎo mǐ zhī hòu měi fēn zhōng de mài bó
身背重物奔跑300米之后，每分钟的脉搏
jiāng chāoguò cì
将超过200次。

◀ 运动后脉搏的跳动次数会增多。

测试你的脉搏

yòng yòu shǒu de liǎng gè zhǐ jiān àn yā zuǒ shǒu shǒu wàn nèi cè piān
用右手的两个指尖按压左手手腕内侧偏
shàng de bù wèi dāng nǐ gǎn jué dào mài bó de tiàodòng shí ràng huǒ
上的部位，当你感觉到脉搏的跳动时，让伙
bànbāng nǐ zuò yì fēn zhōng jì shí shǔ shǔ nǐ de mài bó yì fēn zhōng
伴帮你做一分钟计时，数数你的脉搏一分钟
tiào le duōshao xià
跳了多少下。

脉搏和疾病

yí ge rén de mài bó guò kuài
一个人的脉搏过快
huò guò màn dōu huì yǐn fā jí bìng
或过慢都会引发疾病，
yóu qí shì xīn zàng jí bìng huì shǐ
尤其是心脏疾病，会使
mài bó fā shēng biàn huà suǒ yǐ
脉搏发生变化，所以
cè liáng mài bó duì bìng rén lái shuō shì
测量脉搏对病人来说是
bì bù kě shǎo de jiǎn chá
必不可少的检查。

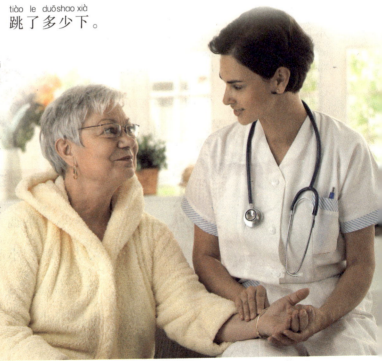

→ 测量脉搏

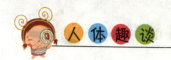
微妙的平衡感

人体的平衡感是由小脑来维持的，小脑在大脑的后下方，也就是后脑勺部位。小脑通过与大脑、脑干和脊髓之间丰富的传入和传出联系，来维持身体平衡、协调运动。

小脑和运动

有的生物学家曾经切掉了小狗的小脑，结果小狗走起路来歪歪扭扭的，难以保持平衡，从那个时候起，科学家们就开始研究小脑和运动的关系。

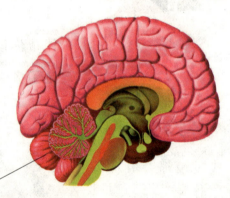

小脑

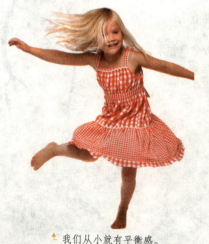

↖ 我们从小就有平衡感。

维持身体平衡

小脑是调节人体运动的中枢，当人站立时，小脑会时时发出指令，调整人体姿势。人喝醉酒时，因为酒精麻痹了小脑，所以走起路来就会晃晃悠悠。

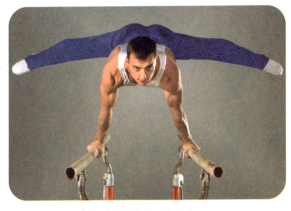

↑ 小脑维持人体的平衡。

各负其责

从功能上，小脑可分为前庭小脑、脊髓小脑、大脑小脑3部分。前庭小脑主要调整肌肉紧张、维持身体平衡；脊髓小脑控制肌肉的张力和协调；而大脑小脑则主要控制精细运动的准确性。

协调随意运动

随意运动是大脑皮层发动的意向性运动，而对随意运动的协调则是由小脑的半球部分，即新小脑完成的。新小脑的损伤，将使受害者的肌紧张减退和随意运动的协调性紊乱。

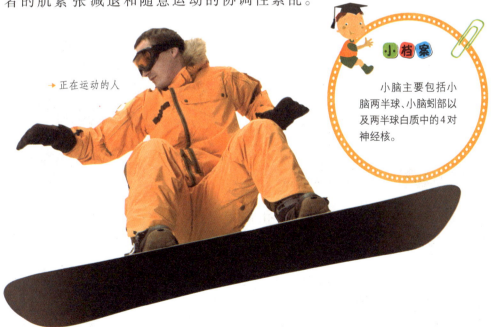

→ 正在运动的人

小档案

小脑主要包括小脑两半球、小脑蚓部以及两半球白质中的4对神经核。

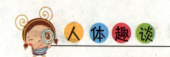
氧气的输入

几乎所有的生物都离不开氧气，人也不能例外。人类获得氧气的最主要方法是呼吸，呼吸不仅能吸入人体所必需的氧气，还能排出一种名叫二氧化碳的废气。

呼吸系统

人体吸入氧气、呼出二氧化碳的过程被叫做呼吸，人体的呼吸是通过呼吸系统来完成的，呼吸系统是执行机体和外界进行气体交换的器官的总称。

▶人的呼吸过程包括3个互相联系的环节：外呼吸，包括肺通气和肺换气；气体在血液中的运输；内呼吸，指组织细胞与血液间的气体交换。

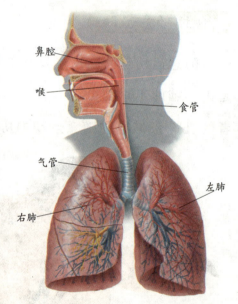

鼻腔
喉
食管
气管
左肺
右肺

肺脏结构中的"气管树"

肺脏分为左右两个部分，由两根最大的支气管分别连接在气管上，这两根支气管深入肺部之后，开始出现很多细小的分支，这种分支布满整个肺部，形成一棵倒置的、枝繁叶茂的大树，人们形象地将它称为"气管树"。

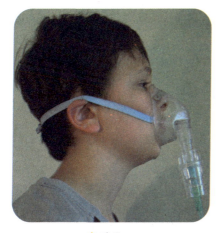

▲ 呼吸

肺活量

一次吸气加一次呼气就是一次呼吸，其标志为胸部的一次起伏。肺活量代表一个人潜在的呼吸能力的大小，在某种程度上可以反映一个人的呼吸功能和健康状况，是常用的测量呼吸功能的方法之一。

不同的呼吸量

成年人的呼吸次数为每分钟15～20次，而运动员或经常锻炼的人，每分钟只呼吸10次左右，这是因为他们每次呼吸的量要比普通人大，所以虽然次数少，仍然能够得到足够多的氧气。

小档案

一个成人的肺里约有7.5亿个肺泡，如果把它们一个个平展开来，面积可覆盖一个网球场。

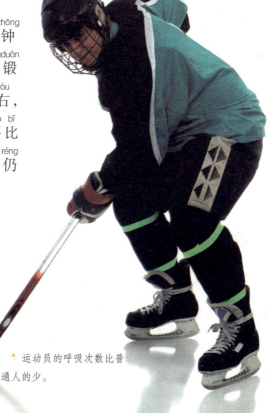

▲ 运动员的呼吸次数比普通人的少。

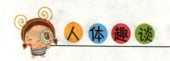
重要的心脏

血液循环是通过心脏启动的。不停地、有节律地搏动着。官，主要负责向全身输送血液。也就意味着一个生命的结束。

心脏像一个水泵，日夜它是人体的一个重要器如果心脏停止了跳动，

心脏的结构

心脏分为两个部分：左心和右心。它们互相紧紧地连接在一起，各自又分成两个空腔：上部是心房，下部是心室，血液就是在这里循环的。血液先进入心房，再来到心室，然后流入别的脉管。

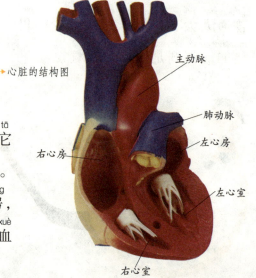

→ 心脏的结构图

主动脉
肺动脉
左心房
右心房
左心室
右心室

左心和右心

左心和右心有节奏地跳动着。它们是输送血液的"泵"，能吸能排。心脏的收缩将血液从脉管吸入心房，而心室又把血液排出，也就是把血液推到别的脉管中去。

心脏的大小

rén de xīn zāng wèi yú xiōng bù piān zuǒ cè yí gè rén de xīn
人的心脏位于胸部偏左侧，一个人的心
zāng hé tā（tā）zì jǐ de quán tóu dà xiǎo chà bù duō měi gè
脏和他（她）自己的拳头大小差不多。每个
rén de xīn zāng dà xiǎo kě néng bù yí yàng xīn zāng de tǐ jī guò dà
人的心脏大小可能不一样，心脏的体积过大
huò zhě guò xiǎo dōu yì wèi zhe xīn zāng kě néng huàn yǒu jí bìng
或者过小，都意味着心脏可能患有疾病。

心电图

xiàn zài yī shēng men yòng zhuān mén de yí qì jiǎn cè xīn zāng
现在医生们用专门的仪器检测心脏
de tiào dòng bìng xíng chéng xīn diàn tú cóng xīn diàn tú de biàn
的跳动，并形成心电图，从心电图的变
huà shang kě yǐ zhī dào xīn zāng de tiào dòng yǒu méi yǒu guī lǜ jiù
化上可以知道心脏的跳动有没有规律，就
shì yǒu méi yǒu xīn lǜ bù qí de jí bìng
是有没有心律不齐的疾病。

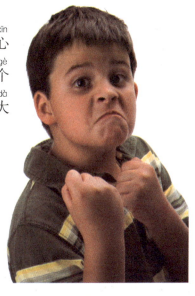

心脏的大小差不多和自己的手握成拳的大小一样。

心跳

xīn tiào bú shòu dà nǎo kòng zhì tā yóu zì zhǔ shén jīng hé nǎo gàn xiāng lián nǎo gàn lǐ de shén jīng
心跳不受大脑控制，它由自主神经和脑干相连，脑干里的神经
zhōng shū kòng zhì zhe xīn zāng de tiào dòng xīn zāng de tiào dòng sù dù huì shòu dào qí tā yīn sù de yǐng xiǎng
中枢控制着心脏的跳动。心脏的跳动速度会受到其他因素的影响，
dàn shì zhè xiē yě shì shēn tǐ tiáo jié de jié guǒ
但是这些也是身体调节的结果。

医生通过听诊器来检测患者的心脏，然后做出正确的诊断。

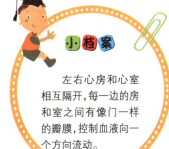

小档案

左右心房和心室相互隔开，每一边的房和室之间有像门一样的瓣膜，控制血液向一个方向流动。

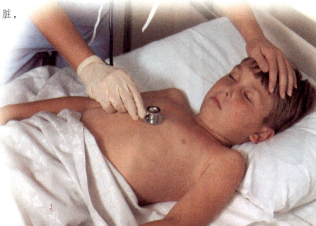

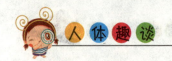
排毒的肝脏

肝脏是我们身体里最大的器官之一，我们身体需要的许多蛋白质都是在肝脏里合成的，有一些物质在肝脏里被转化成废物排泄出去。肝脏就像我们身体里的一个化工厂一样，日夜不停地工作着。

"解毒器"

肝脏的主要功能之一就是解毒。它是人体最大最重要的"解毒器"，它对来自体外和机体自身代谢产生的毒素具有强大的防御及解毒功能，能够化解细菌、酒精和其他毒素。如果这个"解毒器"出了问题，人体的毒素就会通过血液输送到全身，毒害人体。

肝脏检查

肝脏对我们的身体非常重要，但是肝脏疾病却很少有明显的表现，所以医院里通过检查我们身体里的几种蛋白质的含量，来确定肝脏是不是能正常的工作，这叫做肝功检查。

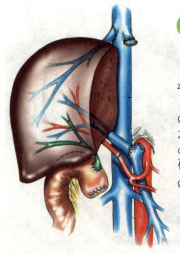

← 肝脏内部结构图

防止肝炎

xǔ duō gān yán bìng dú jù yǒu hěn qiáng de chuán rǎn xìng bǐ
许多肝炎病毒具有很强的传染性，比
rú yǐ gān zhù shè yǐ gān yì miáo kě yǐ zǔ zhǐ zhè xiē bìng dú
如乙肝，注射乙肝疫苗可以阻止这些病毒
wēi hài wǒ men de shēn tǐ
危害我们的身体。

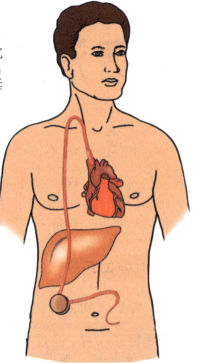

➤ 人体肝脏

肝脏再生

gān zàng yǒu hěn qiáng de zài shēng néng lì jí shǐ gān
肝脏有很强的再生能力，即使肝
zàng de yí bù fēn yīn wèi jí bìng bèi qiē chú le zhǐ yào hái
脏的一部分因为疾病被切除了，只要还
cún zài zú gòu duō de bù fen nà me cán quē de gān zàng zuì
存在足够多的部分，那么残缺的肝脏最
hòu yòu huì shēng zhǎng chéng yí gè wán zhěng de gān zàng
后又会生长成一个完整的肝脏。

◀ 过量饮酒会伤害
肝脏。

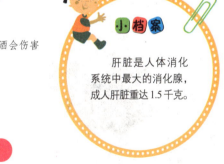

小档案

肝脏是人体消化
系统中最大的消化腺，
成人肝脏重达1.5千克。

伤害肝脏

nǐ zhī dào ma gān zàng kě yǐ bǎ jiǔ zhōng yǒu hài de jiǔ jīng
你知道吗？肝脏可以把酒中有害的酒精
biàn chéng wú hài de èr yǎng huà tàn hé shuǐ dàn shì rú guǒ yǐn jiǔ
变成无害的二氧化碳和水。但是，如果饮酒
guò liàng gān zàng jiù wú fǎ fēn jiě guò duō de jiǔ jīng chéng fen zuì
过量，肝脏就无法分解过多的酒精成分，最
zhōng huì duì gān zàng zào chéng shāng hài
终会对肝脏造成伤害。

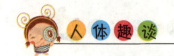
负责消化的肠胃

肠和胃都是人体重要的消化器官。胃像一个食物搅拌器一样，捣碎我们吃进胃里的食物。肠则负责吸收食物中的营养物质，把不能利用的部分排出体外。

食物加工厂

胃是食物的加工厂，经过口腔粗加工后的食物进入胃，经过胃的蠕动搅拌和混合，加上胃内消化液的作用，最后，使食物变成粥状的混合物，便于肠道的消化和吸收。

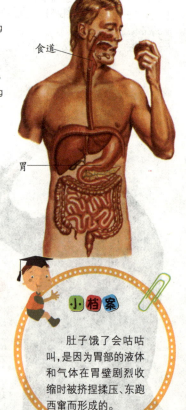

食道

胃

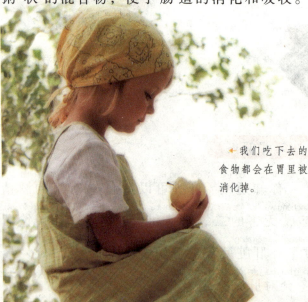

▶ 我们吃下去的食物都会在胃里被消化掉。

小档案

肚子饿了会咕咕叫，是因为胃部的液体和气体在胃壁剧烈收缩时被挤捏揉压、东跑西窜而形成的。

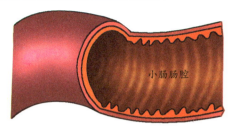

小肠肠腔

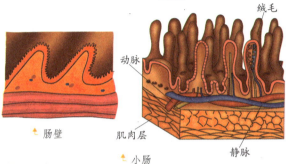

绒毛

动脉

肌肉层

静脉

↟ 肠壁

↟ 小肠

小肠

xiǎo cháng bāo kuò shí èr zhǐ cháng
小 肠 包 括 十 二 指 肠、

kōng cháng hé huí cháng xiǎo cháng de zhǔ
空 肠 和 回 肠，小 肠 的 主

yào zuò yòng shì jiāng shí wù zhōng suǒ hán de
要 作 用 是 将 食 物 中 所 含 的

táng lèi zhī fáng hé dàn bái zhì děng yíng
糖 类、脂 肪 和 蛋 白 质 等 营

yǎng wù zhì jìn xíng fēn jiě xī shōu yǐ
养 物 质 进 行 分 解 吸 收，以

gōng yìng rén tǐ qí tā qì guān de zhèng cháng
供 应 人 体 其 他 器 官 的 正 常

gōng zuò
工 作。

有限的容量

wèi de róng liàng yǒu xiàn chéng nián rén kě yǐ zhuāng xià
胃 的 容 量 有 限，成 年 人 可 以 装 下

shēng shí wù ér tóng de shēn tǐ fā yù xùn sù dàn shì
1～2 升 食 物。儿 童 的 身 体 发 育 迅 速，但 是

wèi cháng fā yù hái bú gòu chéng shú xiāo huà néng lì yě bù
胃 肠 发 育 还 不 够 成 熟，消 化 能 力 也 不

qiáng wèi de róng liàng zhǐ yǒu háo shēng zuǒ yòu
强，胃 的 容 量 只 有 250 毫 升 左 右。

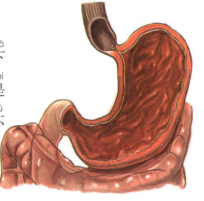

↟ 胃

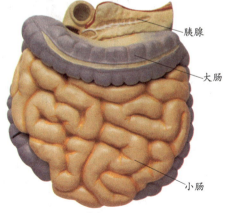

胰腺

大肠

小肠

↟ 肠道是消化器官中最长的管道，分为小肠和大肠两部分。

大肠

dà cháng bāo kuò máng cháng jié cháng hé zhí
大 肠 包 括 盲 肠、结 肠 和 直

cháng dà cháng de zhǔ yào gōng néng shì jìn yí bù xī
肠，大 肠 的 主 要 功 能 是 进 一 步 吸

shōu shuǐ fèn hé diàn jiě zhì xíng chéng zhù cún hé pái
收 水 分 和 电 解 质，形 成、贮 存 和 排

xiè fèn biàn tóng shí xī shōu shǎo liàng shuǐ wú jī yán
泄 粪 便，同 时 吸 收 少 量 水、无 机 盐

hé bù fen wéi shēng sù děng
和 部 分 维 生 素 等。

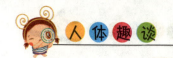
呼吸器官肺

我们每天都要吸入大量的新鲜空气，呼出大量的废气，这样我们的身体才能运转，而呼吸能够进行，都是因为肺运动的原因。肺作为我们身体里气体交换的唯一场所，是非常重要的器官。

左肺和右肺

肺是呼吸系统的主要器官，位于胸腔内，有左肺和右肺。右侧的肺分为上叶、中叶和下叶3个袋，左侧的肺分为上叶、下叶两个袋，左侧的肺略小于右侧的肺。

→ 人体内的左肺和右肺

肺泡

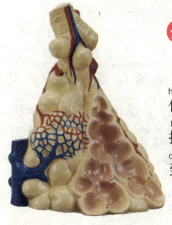

在肺的内部存在着许多肺泡，氧气和二氧化碳的交换就是在这里进行的，在这里静脉血把二氧化碳释放出来，把氧气吸入，然后再回到心脏。

→ 肺泡的大小形状不一，平均直径0.2毫米。成人约有3亿~4亿个肺泡，总面积近100平方米，比人的皮肤的表面积还要大好几倍。

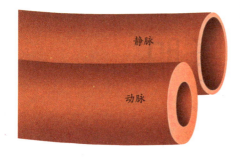

静脉

动脉

不一样的静脉和动脉

肺里也有动脉和静脉血管，但是它和身体其他部分的静脉和动脉血管正好相反，在这里，静脉血管里是富含氧气的血液，而动脉血管里流淌的是含有废气的血液。

肺结核

肺结核俗称"痨病"，是肺部最主要的疾病。它是由结核杆菌引起的一种慢性传染病，也是结核病中最常见的一种。一年四季都可以发病，15～35岁的青少年是结核病的高发年龄。

避免灰尘

鼻毛只能阻挡较大的灰尘，细小的灰尘会随着空气进入肺部，最后黏在肺泡上，这样就会影响气体交换，这就是为什么灰尘会对人体造成伤害的原因。

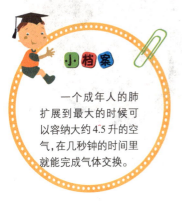

小档案

一个成年人的肺扩展到最大的时候可以容纳大约4.5升的空气，在几秒钟的时间里就能完成气体交换。

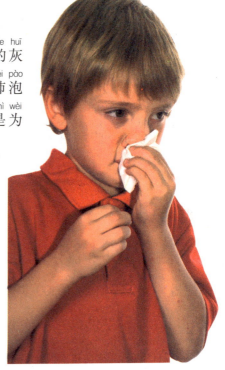

➤肺结核会经由细小的飞沫传染，病人讲话、咳嗽、唱歌或大笑时产生飞沫，这些飞沫落在尘埃中，干燥后飞扬在空中，就会传染给附近的人。

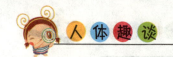
负责清洁的肾脏

肾脏是人体重要的排泄器官，它位于我们身体腰后部的脊柱两侧，左右各一个，大小如拳头，形状很像蚕豆，由100万个小过滤器构成。肾脏好比过滤器，它们从血液中将有毒物质过滤出来，然后排放到尿里。

肾脏功能

肾脏的主要功能是通过生成尿液，维持水、电解质平衡；通过排泄尿液，排泄体内的废物、毒物和药物，以及人体新陈代谢过程中所产生的一些酸性物质；分泌许多活性物质，具有内分泌功能。

肾脏结构

肾脏可分为3部分：皮质、髓质和肾盂。每个肾脏约由100多万个肾单位组成，而肾单位由肾小体和肾小管组成，肾小体包括肾小球和肾小囊。

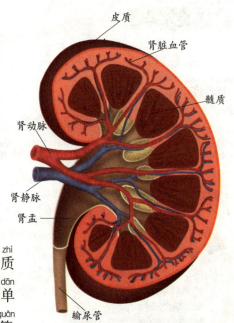

皮质
肾脏血管
髓质
肾动脉
肾静脉
肾盂
输尿管

▲ 肾脏结构示意图

肾脏衰竭

rú guǒ yí gè shènzàngshuāi jié
如果一个肾脏衰竭，

lìng wài yí gè kě yǐ dài tì qí gōngzuò dàn shì rú guǒliǎng gè
另外一个可以代替其工作，但是如果两个

shènzāngdōushuāi jié le rén tǐ dài xiè chū lái de dú xìng wù
肾脏都衰竭了，人体代谢出来的毒性物

zhì jiù huì xù jī zài xuè yè lǐ chǎnshēngniào dú zhèng wēi
质就会蓄积在血液里，产生尿毒症，威

xié dào rén de shēngmìng mù qián zhì liáo shènshuāi jié de bàn fǎ
胁到人的生命。目前治疗肾衰竭的办法

zhǐ yǒu jìn xíngshèn yí zhí bǎ yǒubìng de shèn qiē chú huàn
只有进行肾移植——把有病的肾切除，换

shang jiànkāng de shèn
上健康的肾。

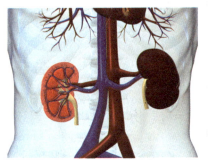

↑ 肾的大小如拳头，形状很像蚕豆。

肾结石

rú guǒ méi yǒuchōng zú de yè tǐ cóngshèn lǐ
如果没有充足的液体从肾里

tōng guò shèn suǒ chǎnshēng de niào jiù huì tài nóng
通过，肾所产生的尿就会太浓，

niàozhōng de gù tǐ chéng fen jiù huì níng jié chéng shèn
尿中的固体成分就会凝结成"肾

jié shí rú guǒ zhè xiē jié shí cháng dé bǐ dòu zǐ
结石"。如果这些结石长得比豆子

hái dà tā men jiù huì dǔ sè shū niàoguǎn gěi
还大，它们就会堵塞输尿管，给

jiànkāng de shēn tǐ dài lái wēi xié
健康的身体带来威胁。

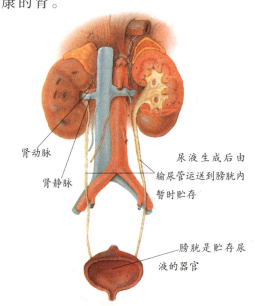

肾动脉

肾静脉

尿液生成后由
输尿管运送到膀胱内
暂时贮存

膀胱是贮存尿
液的器官

原尿

dāngxuè yè liú jīng shènxiǎo qiú shí chú le xuè jiāngzhōng de
当血液流经肾小球时，除了血浆中的

xuè xì bāo hé dà fēn zǐ de dàn bái zhì yǐ wài xuèjiāngzhōng de yí
血细胞和大分子的蛋白质以外，血浆中的一

bù fen shuǐ fēn wú jī yán pú táo táng hé niào sù děng wù zhì
部分水分、无机盐、葡萄糖和尿素等物质，

dōu kě yǐ jīng guòshènxiǎo qiú lǜ guò dàoshènxiǎonángqiāng nèi zhè jiù
都可以经过肾小球滤过到肾小囊腔内，这就

shì yuánniào rén tǐ měi tiān xíngchéng de yuánniào dà yuē yǒu shēng
是原尿，人体每天形成的原尿大约有150升。

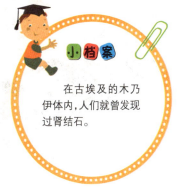

小档案

在古埃及的木乃
伊体内，人们就曾发现
过肾结石。

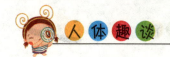
全身运行的血液

血液在心脏的动力作用下，一刻不停地进行着循环，运输氧气、二氧化碳、营养素和废物等，也正因为如此，才有了鲜活的生命。人体血液是一种呈红色能流动的结缔组织，约占人体重量的1/12。

红色的血液

血液是红色的，因为红细胞里含有一种化学物质，称为血红蛋白。血红蛋白吸收肺里的氧，然后将其输送到人体的各个部位。含氧丰富的血液呈鲜红色；含氧量少的血液则呈暗红色。

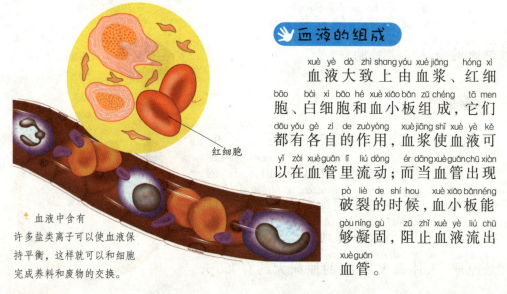

红细胞

↑血液中含有许多盐类离子可以使血液保持平衡，这样就可以和细胞完成养料和废物的交换。

血液的组成

血液大致上由血浆、红细胞、白细胞和血小板组成，它们都有各自的作用，血浆使血液可以在血管里流动；而当血管出现破裂的时候，血小板能够凝固，阻止血液流出血管。

🖐 血从哪儿来

wǒ men shēn tǐ lǐ de xuè hóng xì bāo měi tiān dōu
我们身体里的血红细胞每天都
yǒu sǐ wáng de bú guò zài wǒ men shēn tǐ lǐ hái yǒu
有死亡的，不过在我们身体里还有
yì xiē xì bāo tā men kě yǐ fēn liè hé zhì zào xuè
一些细胞，它们可以分裂和制造血
hóng xì bāo bǔ chōng sǐ wáng de xì bāo tā men
红细胞，补充死亡的细胞，它们
shì wǒ men shēn tǐ lǐ de xuè yè xì bāo zhì zào zhě
是我们身体里的血液细胞制造者。

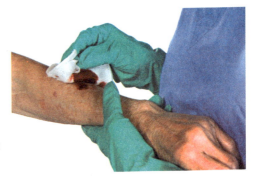

▲ 血液

🖐 有多少血液

yí gè rén shēn tǐ lǐ de xuè yè duō shǎo shì bù yí yàng de jīng guò kē xué jiā de yán jiū fā xiàn
一个人身体里的血液多少是不一样的，经过科学家的研究，发现
rén tǐ nèi de xuè yè dà yuē zhàn yí gè rén tǐ zhòng de bù dào yí gè qiān kè zhòng de rén dà
人体内的血液大约占一个人体重的1/12不到，一个60千克重的人大
gài yǒu qiān kè zuǒ yòu de xuè yè nǐ zhī dào ma dà yuē qiān kè xuè yè zài wǒ men tǐ nèi lái huí
概有5千克左右的血液。你知道吗？大约5千克血液在我们体内来回
wǎng fù xún huán yí cì zhǐ xū yào fēn zhōng de shí jiān
往复循环一次只需要3分钟的时间。

⬆ 血液就像人体中的河流，会一刻不
停地参与体内的物质循环，也正因为这
样人才会充满无限的活力。我们
的生命一刻也离不开它
的辛勤工作。

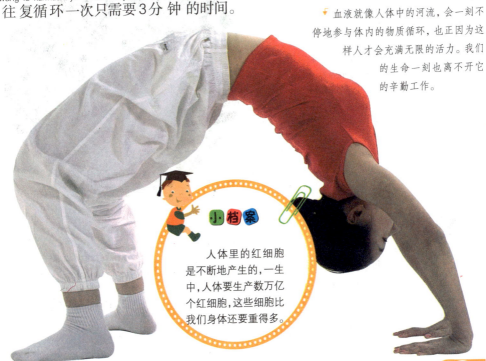

小档案

人体里的红细胞
是不断地产生的，一生
中，人体要生产数万亿
个红细胞，这些细胞比
我们身体还要重得多。

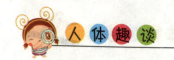
寄生的细菌

在 我们周围到处都有微小的细菌。这些细菌飘浮在空气里，甚至连人的身体里面都有数不清的细菌。这么多的细菌中有对人体有害的细菌，也有对人体有益的细菌。

细菌的种类

按照形状，可以把细菌分为这么几类：外形像细小的棒子一样的细菌是杆菌；圆球形状的细菌是球菌；螺旋形状的是螺旋菌；还有一种细菌形状像逗号，被称作弧菌。

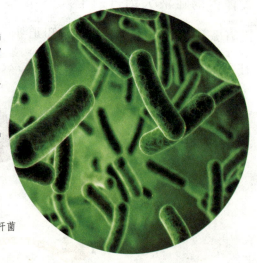

→杆菌

细菌对人体的影响

人体内的细菌有很多种，有的细菌对人体的消化功能具有良好的促进作用，这是"友好"的细菌；有的细菌则会让人生病，这类细菌就是有害的细菌。

细菌之间的斗争

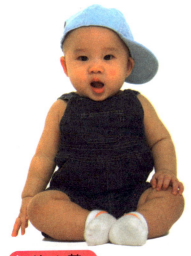

rén tǐ zhōng de　　yǒu hǎo　　xì jūn chú le bāng zhù rén
人体中的"友好"细菌除了帮助人
tǐ jìn xíng xiāo huà xī shōu zhī wài　　hái néng duì kàng wài jiè qīn rù
体进行消化吸收之外,还能对抗外界侵入
de yǒu hài xì jūn　　　dāng yǒu hài xì jūn qīn rù rén tǐ nèi bù
的有害细菌。当有害细菌侵入人体内部
shí　　nà xiē　　yǒu hǎo　　de xì jūn huì jù jí qǐ lái　　　jí
时,那些"友好"的细菌会聚集起来,集
zhōng lì liàng xiāo miè yǒu hài jūn　　shǐ rén tǐ bǎo chí jiàn kāng
中力量消灭有害菌,使人体保持健康。

◀ 人体身上带有相当多的细菌。

益生菌

duì rén tǐ yǒu yì de xì jūn bèi jiào zuò yì shēng jūn　　yì shēng jūn kě fēn wéi rǔ gǎn jūn lèi　　shuāng
对人体有益的细菌被叫做益生菌,益生菌可分为乳杆菌类、双
qí gǎn jūn lèi hé gé lán yáng xìng qiú jūn　　dà lèi　　wǒ men tōng cháng suǒ hē de suān nǎi zhōng jiù hán yǒu rǔ
歧杆菌类和革兰阳性球菌3大类。我们通常所喝的酸奶中就含有乳
suān jūn děng yì shēng jūn
酸菌等益生菌。

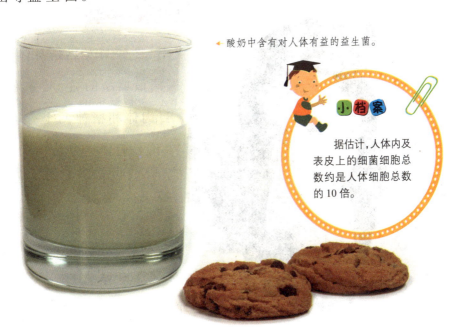

◀ 酸奶中含有对人体有益的益生菌。

小档案

据估计,人体内及表皮上的细菌细胞总数约是人体细胞总数的10倍。

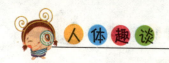
人为什么会生病

人体外界的有害细菌和病毒侵入身体内部时，身体中的免疫系统就会调动一些抵抗病毒的细胞去和病毒细胞作战，如果抵抗细胞被打败，身体就会生病。

疾病的种类

为了便于辨别和更好地治疗，人们将疾病分门别类，如传染病、癌症、遗传性疾病、心血管病、过敏反应以及中毒等。其中，传染病的发病率最高。

疼痛与发热

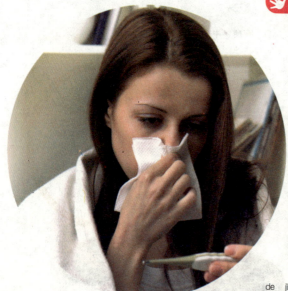

↖ 发热

疼痛与发热是身体产生疾病最典型的症状。疼痛来自肉体和精神两个方面，无论是肉体还是精神的痛苦，都给了我们一个信号，说明我们的身体或精神正在受到疾病的侵袭。发热是人体的温度异常升高，说明人的肌体在受到细菌的侵袭。

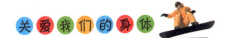

学会急救

在日常生活中,人的身体会受到不同程度的创伤,如果受到的创伤很严重,出现大量出血或昏厥等症状,就必须采取急救。为避免发生意外,我们应该时常准备一些止血和止痛的药品,并了解简单的急救知识。

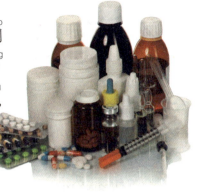

▲ 为避免发生意外,我们应该学会急救要准备一些止血和止痛的药品。

治疗

身体的异常是因为病变造成的,它能使某个系统发生功能紊乱,为此,应该及早治疗。医疗是控制病变的有效途径,它能使身体重新恢复健康,但并不是所有的疾病都能治好。

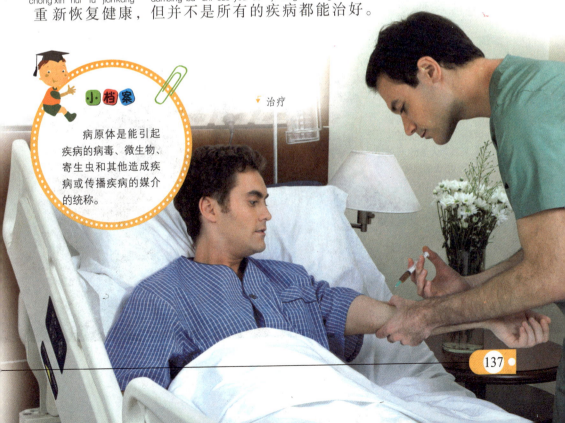

小档案

病原体是能引起疾病的病毒、微生物、寄生虫和其他造成疾病或传播疾病的媒介的统称。

▼ 治疗

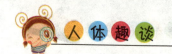
什么是传染病

rǎn bìng shì néng zài rén yǔ rén dòng wù yǔ dòng wù huò rén yǔ dòng wù zhī jiān xiāng
传染病是能在人与人、动物与动物或人与动物之间相

hù chuán bō de yí lèi jí bìng zhè zhǒng jí bìng yì bān dōu yóu xì jūn huò bìng
互传播的一类疾病，这种疾病一般都由细菌或病

dú yǐn qǐ huì tōng guò bù tóng de tú jìng jìn xíng chuán bō
毒引起，会通过不同的途径进行传播。

传播途径

chuán rǎn bìng yǒu duō zhǒng chuán bō tú jìng zhǔ yào yǒu jīng kōng qì chuán bō jīng shuǐ chuán bō jīng
传染病有多种 传播途径，主要有经空气传播、经水传播、经

shí wù chuán bō jiē chù chuán bō jīng méi jiè dòng wù chuán bō jīng tǔ rǎng chuán bō yī yuán xìng chuán
食物传播、接触传播、经媒介动物传播、经土壤传播、医源性传

bō chuí zhí chuán bō dèng
播、垂直传播等。

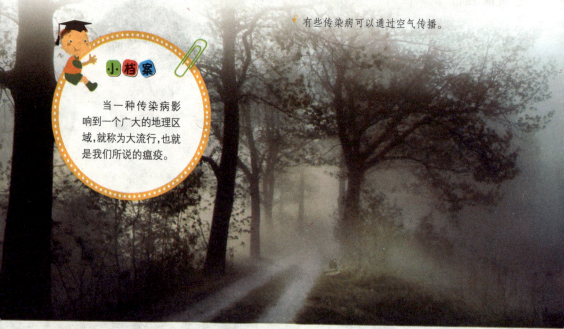

有些传染病可以通过空气传播。

小档案

当一种传染病影响到一个广大的地理区域，就称为大流行，也就是我们所说的瘟疫。

传染病的种类

wǒ guó gēn jù chuán rǎn bìng de chuán bō fāng shì sù
我国根据传染病的传播方式、速
dù jí duì rén lèi wēi hài chéng dù de bù tóng fēn wéi jiǎ
度及对人类危害程度的不同，分为甲、
yǐ bǐng lèi jiǎ lèi chuán rǎn bìng bāo kuò shǔ yì huò
乙、丙3类。甲类传染病包括鼠疫、霍
luàn děng yǐ lèi chuán rǎn bìng bāo kuò fēi diǎn xíng fèi yán
乱等；乙类传染病包括非典型肺炎、
ài zī bìng bìng dú xìng gān yán děng bǐng lèi chuán rǎn bìng
艾滋病、病毒性肝炎等；丙类传染病
bāo kuò liú xíng xìng gǎn mào fēngzhěn má fēngbìngděng
包括流行性感冒、风疹、麻风病等。

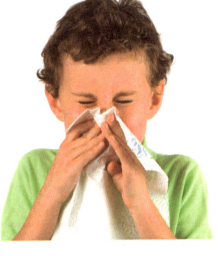

▸ 流行性感冒

传染病的特点

chuán rǎn bìng de tè diǎn shì yǒu bìngyuán tǐ yǒuchuán rǎn xìng hé liú xíng xìng gǎn rǎn hòuchángyǒumiǎn
传染病的特点是有病原体、有传染性和流行性，感染后常有免
yì xìng yǒu xiē chuán rǎn bìng hái yǒu jì jié xìnghuò dì fāngxìng
疫性，有些传染病还有季节性或地方性。

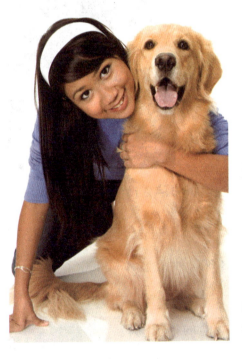

传染病的预防

chuán rǎn bìng de chuán bō hé liú xíng bì xū jù
传染病的传播和流行必须具
bèi gè huán jié jí chuán rǎn yuán néngpái chū bìng
备3个环节，即传染源（能排出病
yuán tǐ de rén huòdòng wù chuán bō tú jìng bìng
原体的人或动物）、传播途径（病
yuán tǐ chuán rǎn tā rén de tú jìng jí yì gǎn zhě
原体传染他人的途径）及易感者
duì gāi zhǒngchuán rǎn bìng wú miǎn yì lì zhě ruò
（对该种传染病无免疫力者）。若
néngwánquán qiē duàn qí zhōng de yí gè huán jié jí kě
能完全切断其中的一个环节，即可
fáng zhǐ gāi zhǒngchuán rǎn bìng de fā shēng hé liú xíng
防止该种传染病的发生和流行。

↱ 患病动物也是人类传染病的传染源。人被患病动物
（如狂犬病、鼠咬热病兽）咬伤或接触患病动物的排泄物、
分泌物也会被感染。

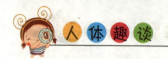
什么是遗传病

遗传病是一种由遗传因素导致的疾病，这种疾病有时在出生时就表现出来，有的要经过几年、十几年甚至几十年后才能出现明显的症状。

遗传病的特点和分类

遗传病具有先天性、家族性、终身性、遗传性的特点。遗传病一般分为3类：单基因遗传病、多基因遗传病和染色体异常所引起的遗传病。

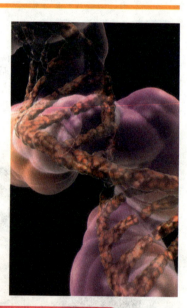

→ 基因变异

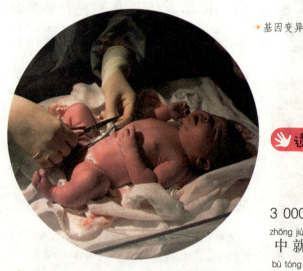

↑ 针对遗传病可采用饮食、药物、手术治疗等。

遗传病的发病率

目前已发现的遗传病超过3 000种，估计每100个新生儿中就有3～10个患有各种程度不同的遗传病。

显性和隐性

父母任何一方具有明显的遗传病，传给后代之后就会发病，这种遗传病就是显性遗传病，如多指（趾）；父母双方都正常，但都带有导致遗传病的基因，遗传给后代之后便会发病，这就是隐性遗传病，如先天性聋哑。

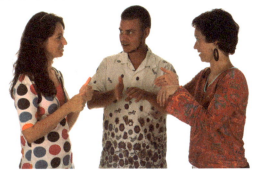

失聪的人用手势交流。

交叉遗传病

如果父亲患有某种遗传病或带有导致遗传病的基因，则遗传给女儿；相反，母亲则遗传给儿子，这种遗传病就是交叉遗传病。

隐性遗传病

隐性遗传病有先天性聋哑、高度近视、白化病等，这类遗传病患儿的父母一般都外表正常，但因为双方都带有导致此类疾病的基因，所以在后代身上就表现出疾病症状。但不是所有的隐性遗传病都能发病。

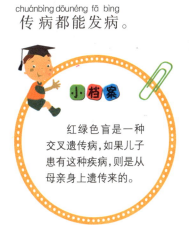

小档案

红绿色盲是一种交叉遗传病，如果儿子患有这种疾病，则是从母亲身上遗传来的。

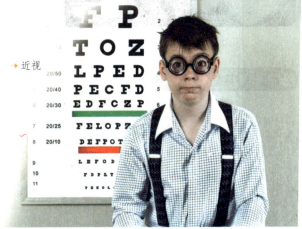

→近视

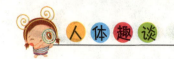
急救的方法

生活中我们常常会听到失血过多、医治无效而死亡的噩耗。如果在意外发生之后，能得到有效的急救，是不是就可以避免悲剧发生呢？因此，我们每个人都应该掌握一些常用的急救方法。

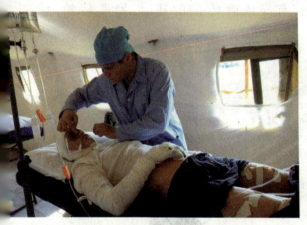

↑ 受伤后应该立即处理伤口。

急救目的

为什么要进行急救呢？它的主要目的是保存生命，恢复呼吸、心跳、止血、救治休克；防止伤势恶化，处理伤口、固定骨部；促进复原，避免非必要的移动、小心处理、保持最舒适的坐、卧姿势。

煤气中毒急救

如果煤气中毒了，应该立即用手帕掩盖自己的口和鼻，或忍住呼吸，打开所有门窗，切勿开关电器或燃起火种，及时打电话通知救护车；关闭煤气阀门；将伤者移至空气流通的地方；若伤者呼吸停止，应立刻施行人工呼吸。

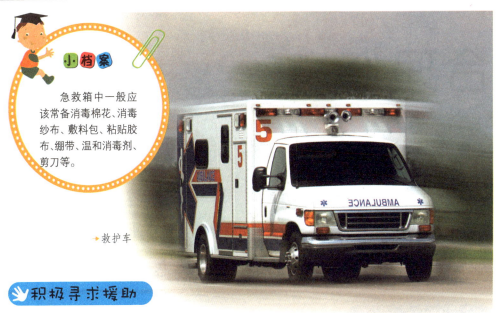

小档案

急救箱中一般应该常备消毒棉花、消毒纱布、敷料包、粘贴胶布、绷带、温和消毒剂、剪刀等。

▶ 救护车

积极寻求援助

kē xué de jí jiù fāng fǎ kě yǐ bǎozhènghuàn zhě méi yǒu jìn yí bù de wēi xiǎn yīng gāi xiān jiǎn chá
科学的急救方法可以保证患者没有进一步的危险。应该先检查

huàn zhě de yì shí hū xī mài bó tóngkǒng yǒu wú wài shāng chū xuèděng tóng shí bō dǎ
患者的意识、呼吸、脉搏、瞳孔、有无外伤、出血等。同时拨打120

jí jiù diàn huà shuōmíng dì diǎn shāngqíng rén shù xìngmíng jí suǒ xū zhī yuán shì yí děng
急救电话，说明地点、伤情、人数、姓名及所需支援事宜等。

宠物咬伤急救

bèi chǒng wù zhuā yǎoshāng hòu yīng lì jí yòng
被宠物抓、咬伤后，应立即用

dà liàng de féi zào shuǐ fǎn fù duō cì de chōng xǐ shāng
大量的肥皂水，反复多次地冲洗伤

kǒu jìn liàng jiǎn shǎobìng dú de qīn rù zhè yàng chù
口，尽量减少病毒的侵入，这样处

lǐ hòu yīng mǎshàng dào yī yuàn qù zhì liáo tóng shí
理后，应马上到医院去治疗；同时，

yí dìng yào jìn xíngkuángquǎn yì miáo de zhù shè kuángquǎn
一定要进行狂犬疫苗的注射。狂犬

bìng de sǐ wáng lù jí gāo yí dàn fā bìng zhì liáo jǐ
病的死亡率极高，一旦发病治疗几

hū shì wú wàng de
乎是无望的。

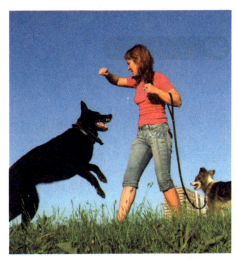

▲ 被路上的流浪狗咬伤后，一定要及时注射狂犬疫苗。

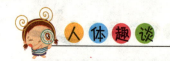
合理作息

忙碌的现代生活，让许多人都忘记了休息。事实上，如果我们能合理分配时间，不但可以提高工作、学习效率，而且非常有利于身体健康。因此，我们每个人都应该合理规划自己的时间，学会休息。

睡懒觉危害多

睡懒觉使大脑皮层抑制时间过长，时间一长就会引起一定程度人为的大脑功能障碍，导致理解力和记忆力减退，免疫功能下降，扰乱肌体的生物节律，使人懒散。

午睡的妙处

适当午睡对于减轻身心疲惫、提高学习工作效率非常有益。午睡不在于时间长短，关键在于质量。午睡时应该平躺在床上，伸展四肢，使血液循环至脑部，以缓解因大脑供血不足而产生的疲惫感。

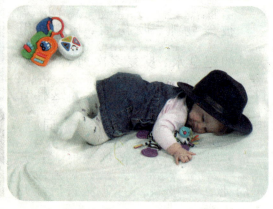

午睡可以缓解疲惫。

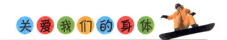

坚持不熬夜

研究表明，如果长期熬夜，便会慢慢地出现失眠、健忘、易怒、焦虑不安等神经、精神症状。过度劳累使身体的神经系统功能紊乱，引起体内主要的器官和系统失衡，比如发生心律不齐、内分泌失调等。

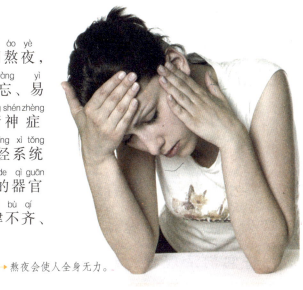

▶ 熬夜会使人全身无力。

按时作息

任何试图更改生物钟的行为，都将给身体带来疾病。例如，晚上9点到11点为免疫系统（淋巴）排毒时间，此段时间应安静或听音乐。而晚上11点到凌晨1点，肝的排毒需在熟睡中进行，所以要按时作息，保证身体健康。

▶ 熬夜会损害身体健康。

小档案

经常熬夜造成的后遗症，最严重的就是疲劳、精神不振，免疫力下降，感冒、过敏等症状都会出现。

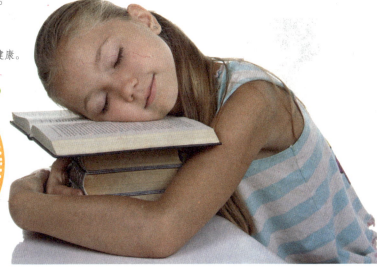

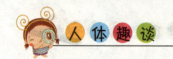

定期体检

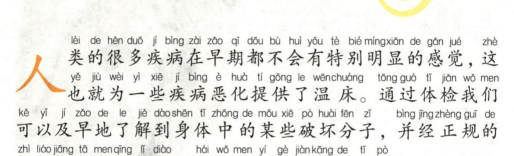

人类的很多疾病在早期都不会有特别明显的感觉，这也就为一些疾病恶化提供了温床。通过体检我们可以及早地了解到身体中的某些破坏分子，并经正规的治疗将它们清理掉，还我们一个健康的体魄。

适合自己的体检

到医院去进行健康检查，应该间隔多长时间、检查哪些项目呢？这要因人而异，区别对待，要从实际出发，根据自己的年龄、性别、职业、健康状况和家族病史等，全面考虑来作出选择。

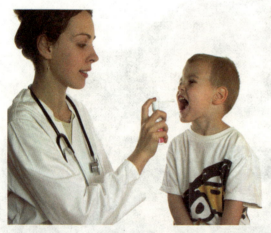

↑ 口腔检查

体检的一般程序

健康体检的程序一般是在空腹的前提下完成抽血化验和腹部超声检查，还有不需空腹的内、外、眼科、耳鼻喉科、口腔、妇科及中医等临床科检查，心电图、胸部透视、骨密度等辅检科检查等。

中老年体检

中老年体检的间隔时间应缩短至半年左右。特别是步入60岁的老年人，间隔时间应在3～4个月左右，检查项目由医生酌情决定，但每次都应检查血压、心电图、X射线胸透和血尿便常规。

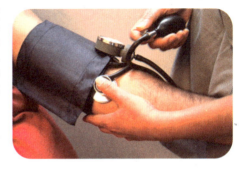
➤量血压

青壮年体检

健康状况良好的青壮年每1～2年检查一次，检查的重点项目是心、肺、肝、胆、胃等重要器官，以及血压等。但体质较差尤其是有高血压、冠心病、糖尿病、精神病和肿瘤等带有遗传倾向疾病家族史的人，至少每年检查一次。

健康体检清单

美国梅奥医学中心的专家们提供了一个定期健康体检的清单。如，从1岁起，每年至少做一次牙齿检查；从3岁起，检查视力，以后视情况每3～5年检查一次；10岁时应该做第一次血压检查，以后至少每两年做一次。此项清单共有9个项目。

小档案

一般来说，出生6个月内的孩子每月查一次身体；6个月至1岁的孩子每2个月体检一次。

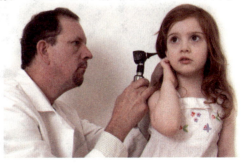
➤医生在给小女孩检查耳朵。

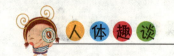
养成良好卫生习惯

父母和老师一定告诉过你不要接触那些不干净的东西，或者不要吃不卫生的食物，要养成良好的卫生习惯。因为良好的卫生习惯会让我们远离疾病，保持身体健康。

勤剪指甲

长指甲里会藏着许多脏东西，容易滋生细菌，传播疾病，所以，我们每个星期要剪一次手指甲，两个星期剪一次脚趾甲。

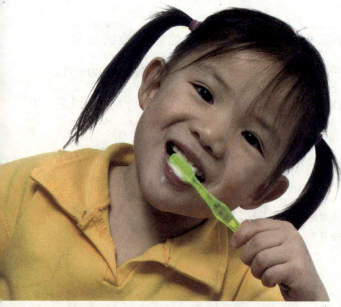

勤刷牙、勤漱口

小朋友的牙齿，很容易被虫子"蛀"坏，嘴巴不清洁是重要原因，所以，小朋友们每天早上和晚上要养成刷牙、漱口的好习惯。

▶ 每天刷牙可以清洁口腔，保护牙齿健康。

勤洗手、勤洗脸

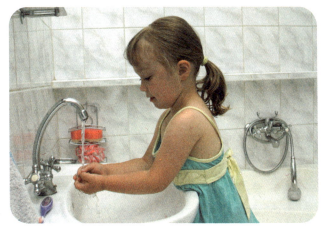

小朋友们每天在吃饭前、大小便后、吃东西前、每天上床睡觉前，要养成勤洗手、勤洗脸的好习惯。

➤ 勤洗手、勤洗脸，养成良好的卫生习惯。

勤洗头、勤洗澡

小朋友在活动时最容易出汗了，如果不经常洗头、洗澡，头发和皮肤就不清洁，就会滋生细菌，从而引起皮肤病。

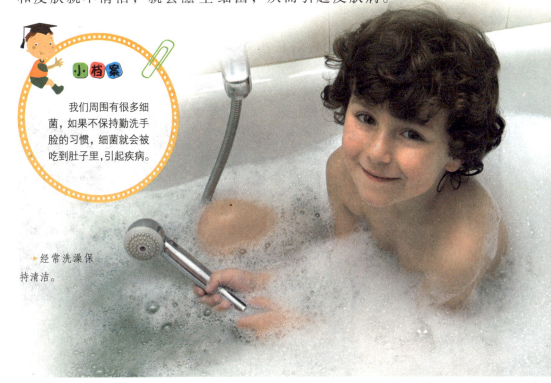

小档案

我们周围有很多细菌，如果不保持勤洗手脸的习惯，细菌就会被吃到肚子里，引起疾病。

➤ 经常洗澡保持清洁。

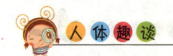
坚持体育锻炼

只有身体健康强壮起来，我们才不会轻易生病。尤其是在长身体的阶段，必要的锻炼能促进我们身体的生长和发育，使我们长得更高更壮。

为什么要锻炼身体

健康的身体是人类实现所有理想的本钱，如果没有一个健康的身体，其他的一切都等于零。因此，在我们刚刚步入校园时，学校就会为我们开设体育课，让我们从小就拥有一个健康的体魄。

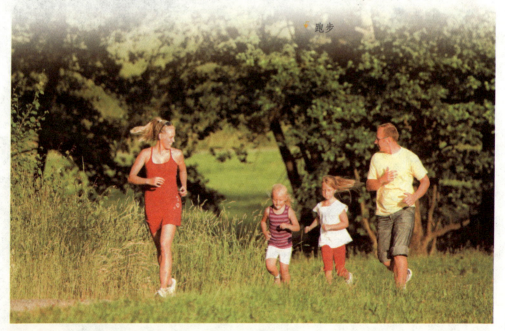

跑步

球类运动

jīng cháng cān jiā gè zhǒng qiú lèi yùn dòng rú zú qiú
经常参加各种球类运动，如足球、

lán qiú yǔ máo qiú pīng pāng qiú děng yùn dòng bù jǐn néng
篮球、羽毛球、乒乓球等运动，不仅能

qǐ dào duàn liàn shēn tǐ zēng qiáng tǐ zhì de zuò yòng hái néng
起到锻炼身体，增强体质的作用，还能

tí gāo wǒ men yǎn jing de
提高我们眼睛的

shì lì shuǐ píng shǐ wǒ
视力水平，使我

men de dòng zuò gèng jiā
们的动作更加

líng huó mǐn jié
灵活敏捷。

小档案

长期的体育锻炼会让我们拥有强壮的肌肉，一旦停止锻炼，这些肌肉就会变成脂肪。

→ 篮球活动涵盖了跑、跳、投等多种身体运动形式，因此，它能有效地促进身体素质和人体功能的全面发展，保持人的生命活力，从而提高生活的质量。

跑步

pǎo bù bù jǐn néng duàn liàn wǒ men de shuāng tuǐ ér qiě hái duì xuè
跑步不仅能锻炼我们的双腿，而且还对血

yè xún huán yǒu hěn hǎo de zuò yòng rú guǒ nǐ měi tiān néng gòu jiān chí pǎo
液循环有很好的作用，如果你每天能够坚持跑

yí duàn jù lí nǐ de shēn tǐ zhuàng kuàng jiù huì hǎo hěn duō
一段距离，你的身体状况就会好很多。

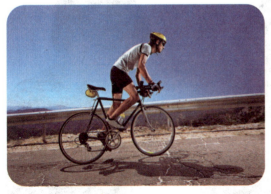

▲ 骑自行车

坚持锻炼

jiàn kāng de shēn tǐ shì jīng guò cháng qī de
健康的身体是经过长期的

duàn liàn cái xíng chéng de jiù xiàng wǒ men suǒ xué
锻炼才形成的，就像我们所学

dào de zhī shi dōu shì yì tiān tiān jī lěi qǐ lái
到的知识都是一天天积累起来

de wǒ men cóng xiǎo jiù yīng gāi yǎng chéng jiān chí
的。我们从小就应该养成坚持

tǐ yù duàn liàn de hǎo xí guàn
体育锻炼的好习惯。

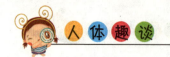
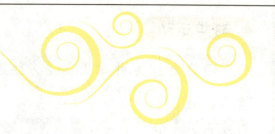

预防疾病

良好的卫生习惯和持续的体育锻炼能使我们拥有健康的身体,但一些传染性疾病往往令人防不胜防。为了预防这些传染性疾病,我们在12岁之前就要接种各种疫苗。

🖐 打预防针

我们通常所说的打预防针就是人工主动免疫,主要用于预防、控制传染病的发生和流行。这种方法是将疫苗接种于人体,使机体产生免疫力的一种防治微生物感染的措施。例如,注射卡介苗、乙脑疫苗、狂犬病疫苗等。

▶打预防针

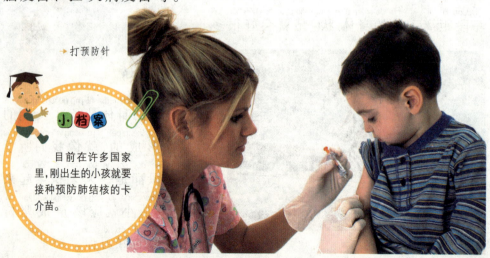

小档案

目前在许多国家里,刚出生的小孩就要接种预防肺结核的卡介苗。

被动免疫

被动免疫是指给机体输入由人产生的具有免疫效应的物质，如丙种球蛋白、干扰素、胸腺肽等。其特点是效应快，不需经过潜伏期，一经输入立即可获得免疫力，但是维持时间很短。

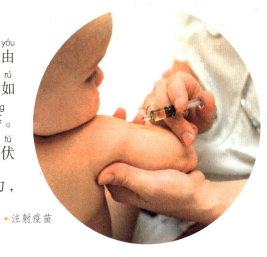

→ 注射疫苗

不良反应

疫苗接种后，有的人可在接种部位发生轻度的红、肿、热、痛的炎症反应，有的人还可能出现发热、头痛、头晕、乏力、嗜睡和周身不适等全身反应。这些症状一般在24～72小时内就会消失。

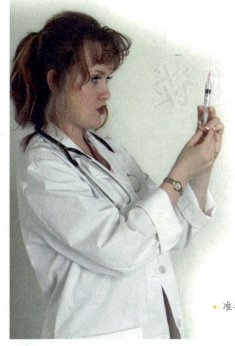

就医防恶化

医生借助于自己的知识、仪器，为病人减轻痛苦或治疗疾病。医生也医治人的精神疾病，他们还提醒人们怎么样预防一些疾病。所以，去医院就诊是控制病变的有效途径，它能使身体恢复健康。

← 准备给病人打针的医生

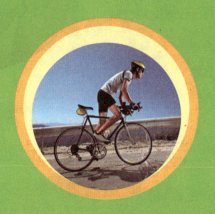

少年儿童成长百科

人体趣谈